基层常见病诊疗手册

主　编　迟春花

主　审　黄克武　杨　汀

副主编（按姓名汉语拼音排序）

　　　　陈　红　崔丽萍　董爱梅　王留义

编　者（按姓名汉语拼音排序）

　　　　陈　红　迟春花　崔丽萍　董爱梅

　　　　段英伟　冯虹霞　郭壮林　赖福丰

　　　　廖纪萍　刘翠中　潘子涵　乔爱春

　　　　王留义　郑　颖　朱宏霞　朱　兰

秘　书　孙　岿

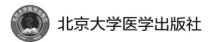
北京大学医学出版社

JICENG CHANGJIANBING ZHENLIAO SHOUCE

图书在版编目（CIP）数据

基层常见病诊疗手册/迟春花主编. —北京：北京大学医学出版社，2023.12（2024.12重印）

ISBN 978-7-5659-3006-5

Ⅰ．①基…　Ⅱ．①迟…　Ⅲ．①常见病—诊疗　Ⅳ．①R4

中国国家版本馆CIP数据核字（2023）第192916号

基层常见病诊疗手册

主　　编：迟春花
出版发行：北京大学医学出版社
地　　址：（100191）北京市海淀区学院路38号　北京大学医学部院内
电　　话：发行部 010-82802230；图书邮购 010-82802495
网　　址：http://www.pumpress.com.cn
E-mail：booksale@bjmu.edu.cn
印　　刷：北京信彩瑞禾印刷厂
经　　销：新华书店
责任编辑：董采萱　　责任校对：靳新强　　责任印制：李　啸
开　　本：889 mm×1194 mm　1/32　印张：3.75　字数：120千字
版　　次：2023年12月第1版　2024年12月第2次印刷
书　　号：ISBN 978-7-5659-3006-5
定　　价：33.00元
版权所有，违者必究
（凡属质量问题请与本社发行部联系退换）

前言

《"健康中国2030"规划纲要》强调："健康是促进人的全面发展的必然要求，是经济社会发展的基础条件。实现国民健康长寿，是国家富强、民族振兴的重要标志，也是全国各族人民的共同愿望。"基层医疗作为我国医疗卫生服务体系的根基，为广大城乡居民提供医疗、预防、保健等服务，是保障人民健康的重要阵地，发挥着医疗卫生服务体系的"基底"作用。"强基层"是新时代我国医疗卫生体制改革的主旋律之一。

为了进一步推进基层医疗资源的均衡布局，加强基层医疗卫生体系建设，由中国老年保健协会牵头，我和多位全科医学专家、其他专科专家参与，共同编写了这本涵盖糖尿病、高血压、血脂异常、支气管哮喘、慢性阻塞性肺疾病（慢阻肺）五种基层常见慢性病的规范化诊疗手册。本书汇编了最贴近基层临床工作需求的诊疗知识，遵循简洁、直观、易懂等原则，尽可能以表格或图片的形式进行呈现。

针对手册的内容，编写组专家们经过多次研讨，反复斟酌，进行了认真的撰写、审阅和修订等工作。在疾病诊断、治疗方案、药物特点、随访策略等内容上，本书既遵循了现有指南和共识等推荐的诊疗规范，也结合了基层医疗的现状，是一本真正符合基层医务人员临床工作需求的工具书。

由于编写时间有限，书中难免存在不足之处，恳请广大读者提出宝贵意见和建议，以便再版时进一步修改和完善。

2023年8月

目录

血脂异常

支气管哮喘

慢性阻塞性肺疾病

诊疗流程图

糖尿病

一、糖尿病流行病学

　　全球范围内，糖尿病患者人数众多；中国糖尿病患病率更是高达11.2%（图1-1），但知晓率、治疗率、达标率均处于较低水平（图1-2）。

中国糖尿病患病率高达11.2%

诊断标准	调查规模	年龄范围	患病率
兰州会议标准	30万	全人群	0.67%
WHO（1985）	10万	25～64岁	1.04%
WHO（1985）	21万	25～64岁	2.51%
WHO（1999）	10万	≥18岁	城市4.5% 农村1.8%
WHO（1999）	4.6万	≥20岁	9.7%
WHO（1999）	10万	≥18岁	9.7%
WHO（1999）	17万	≥18岁	10.4%
WHO（1999）	7.6万	≥18岁	11.2%

图1-1　中国糖尿病患病率

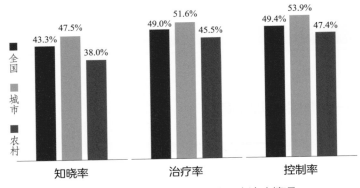

图1-2　中国18岁以上人群糖尿病诊疗情况

注：2015—2017年全国糖尿病流行病学的横断面调查，纳入75 880名中国内地的成人参与者，评估糖尿病患病率及其危险因素。

二、糖尿病的分型

1型糖尿病（T1DM）

- 机体极少产生或不产生胰岛素。
- 占总病例的5%～10%。

2型糖尿病（T2DM）

- 胰岛素分泌相对不足。
- 胰岛素抵抗。
- 占总病例的90%～95%。

妊娠糖尿病

- 占妊娠女性的2%～5%，通常在妊娠结束时恢复正常。
- 是日后发生T2DM的风险人群。

其他类型

- β细胞功能基因缺陷。
- 胰岛素作用的基因异常。
- 胰腺外分泌疾病。
- 内分泌疾病。
- 药物或化学制剂所致的糖尿病。
- 感染。

- 不常见的免疫介导的糖尿病。
- 合并有糖尿病的其他遗传综合征。

三、2型糖尿病的临床表现

- 糖尿病的典型症状：多饮、多食、多尿、体重减轻。
- 糖尿病的不典型症状：视物模糊、疲倦、皮肤瘙痒。
- 有些糖尿病患者无任何症状。
- 患者可能会因不典型症状就诊被发现糖尿病，例如视力异常时进行眼底检查发现糖尿病眼底改变。

四、2型糖尿病的诊断标准（表1-1）

表1-1　2型糖尿病的诊断标准

	静脉血浆葡萄糖浓度
典型糖尿病症状（烦渴多饮、多尿、多食、不明原因的体重下降）	
加上随机血糖	≥11.1 mmol/L
或加上空腹血糖	≥7.0 mmol/L
或加上OGTT 2 h血糖	≥11.1 mmol/L
或加上HbA1c	≥6.5%
无典型糖尿病症状 诊断需要空腹血糖、OGTT 2 h血糖或HbA1c的测定值两次达到诊断界值，可以是某一项（例如空腹血糖）非同日2次异常，也可以是两项异常的组合（例如空腹血糖≥7.0 mmol/L加上HbA1c≥6.5%）。	

注：空腹状态指至少8 h没有进食；随机血糖指不考虑上次用餐时间，一天中任意时间的血糖。
OGTT，口服葡萄糖耐量试验；HbA1c，糖化血红蛋白。

五、2型糖尿病的控制目标

科学、合理的T2DM治疗策略应该是**综合性**的，包括血糖、血压、血脂和体重的控制（表1-2）。

表1-2 中国2型糖尿病的控制目标

指标	目标值
毛细血管血糖（mmol/L）	
空腹	**4.4~7.0**
非空腹	**<10.0**
糖化血红蛋白（%）	**<7.0**
血压（mmHg）	<130/80
总胆固醇（mmol/L）	<4.5
高密度脂蛋白胆固醇（mmol/L）	
男性	>1.0
女性	>1.3
甘油三酯（mmol/L）	<1.7
低密度脂蛋白胆固醇（mmol/L）	
未合并动脉粥样硬化性心血管疾病	<2.6
合并动脉粥样硬化性心血管疾病	<1.8
体重指数（kg/m^2）	<24.0

糖化血红蛋白（HbA1c）是糖尿病的诊断指标之一，也是反映血糖控制状况最主要的指标。大多数非妊娠成年T2DM患者HbA1c的控制目标为<7%，临床中根据个体化原则分为严格降糖和宽松降糖（表1-3）。

表1-3 成年2型糖尿病患者个体化糖化血红蛋白（HbA1c）控制目标设定的主要影响因素

严格降糖（HbA1c<6.5%）	常规降糖（HbA1c<7.0%）	宽松降糖（HbA1c<8.0%）
年轻 病程短 预期寿命长 无合并症 无并发症 低血糖等副作用耐受性强	大多数非妊娠成年T2DM患者	年老 病程长 预期寿命短 有合并症 有并发症 低血糖等副作用耐受性弱

设定控制目标的其他考虑因素如下：

● 患者主观意愿。

- 医院及支持系统。
- 是否使用增加低血糖风险的药物。

六、2型糖尿病的三级预防（表1-4）

表1-4　2型糖尿病的三级预防

	人群	目标	策略
一级预防	• 普通人群	控制2型糖尿病（T2DM）的危险因素，预防T2DM的发生	• 开展健康教育，提高人群对糖尿病防治的知晓度和参与度 • 倡导健康的生活方式 • 提高人群整体的糖尿病防治意识
二级预防	• 高危人群 • 已诊断糖尿病的患者	早发现、早诊断、早治疗T2DM患者，在已诊断的患者中预防糖尿病并发症的发生	• 在高危人群中开展糖尿病筛查（3年一次），及时发现糖尿病，及时进行健康干预等 • 在已诊断的患者中，给予降糖、降压、调脂等综合治疗，预防糖尿病并发症的发生
三级预防	• 存在并发症的糖尿病患者	目标是延缓已存在的糖尿病并发症的进展，降低致残率和死亡率，改善患者的生存质量	• 给予降糖、降压、调脂等综合治疗，延缓T2DM患者并发症的进展，降低致残率和死亡率，从而改善生活质量和延长寿命 • 出现严重糖尿病慢性并发症者，推荐至相关专科进行治疗

七、2型糖尿病患者的筛查与评估

筛查

筛查人群：糖尿病高危人群（附录1-1）。

筛查方法：空腹血糖+75 g口服葡萄糖耐量试验（OGTT）2 h血糖。筛查结果正常者，建议每3年筛查一次；筛查结果为糖尿病前期者[①]，建议每年筛查一次。

评估

初诊患者评估：制定个体化的综合控制目标和治疗方案。

[①]　符合任何一项即为糖尿病前期：6.1 mmol/L≤空腹血糖<7.0 mmol/L且餐后2 h血糖<7.8 mmol/L［空腹血糖受损（IFG）］；空腹血糖<7.0 mmol/L且7.8 mmol/L<餐后2 h血糖<11.1 mmol/L［糖耐量异常（IGT）］；5.7%≤糖化血红蛋白<6.5%。

- **详细问诊：**糖尿病史、既往史、家族史等。
- **体格检查：**血压、身高、体重、体重指数（BMI）等。
- **实验室检查：**血糖（空腹、餐后2 h）、HbA1c、血脂、肝肾功能［根据肌酐估算肾小球滤过率（eFGR）］、尿白蛋白/肌酐比值（UACR）等。
- **其他检查：**心电图、眼底检查、神经病变检查，必要时做心脏彩超、肾病相关检查等。

复诊患者评估：明确患者血糖控制状况及并发症和伴发病的情况。

- **详细问诊：**膳食情况、体重、糖尿病症状、低血糖症状、并发症及伴发病的症状、对现有治疗方案是否满意、精神心理状态、家庭支持情况等。
- **检查：**除血压、身高、体重等常规检查外，注意检查下肢及足部皮肤。
- **其他：**查看患者自测血糖结果，评估血糖控制情况，按需测定HbA1c、肝肾功能、血脂等。对于已经确诊的糖尿病并发症，如病情稳定，可每6个月重新评估一次（附录1-2）；如病情变化，应立即重新评估。

八、2型糖尿病治疗的"五驾马车"

疾病教育

- 糖尿病患者自我管理的教育与支持，应涉及饮食、运动、心理支持，以及预防慢性并发症等。
- **戒烟：**戒烟能显著降低心血管疾病发生率及全因死亡率。戒烟还能预防糖尿病并发症。对戒烟成功者，进行6~12个月的随访（可采用打电话等形式），有助于防止复吸。
- **少酒：**不推荐糖尿病患者饮酒；若饮酒，女性不超过15 g/d，男性不超过25 g/d，每周饮酒不超过2次。

饮食疗法

- **低盐**（食盐每天6 g以内）、**低脂、低糖**。

- **适量蛋白质：** 肾功能正常的糖尿病患者，推荐蛋白质的供能比为15%～20%；合并肾病的患者控制在每日0.8 g/kg。
- **健康饮食：** 碳水化合物所提供的能量占总能量的50%～65%，增加膳食纤维的摄入量。

运动疗法

- **适当运动：** 成人每周至少进行150 min中等强度有氧运动。伴有急性并发症或严重慢性并发症时，慎行运动疗法。如果在进行剧烈的体力活动时血糖>16.7 mmol/L，则应谨慎，确保补充充足的水分。
- **体重管理：** 既要达到或维持理想体重，又要满足不同情况下的营养需求。

血糖监测：血糖监测及控制目标应注意个体化。

- **糖化血红蛋白（HbA1c）：** 反映近**8～12周**的平均血糖水平，正常值参考范围为4%～6%。
- **血糖：** 反映**瞬间**血糖状态。
  - ➤ 空腹血糖（FPG）：无能量摄入至少8 h的血糖，正常值为3.6～6.1 mmol/L。
  - ➤ 餐后血糖（PPG）：进食第一口后2 h的血糖，正常值<7.8 mmol/L。

药物治疗

- **选择降糖药物需关注心血管病变、肾功能、低血糖风险、对体重的影响、不良反应风险和患者经济承受能力**，制定获益更多的个体化降糖方案。
- **选择简化、易操作、低血糖风险小**的用药模式，可提高患者的治疗依从性。

九、2型糖尿病的治疗药物（图1-3、表1-5和表1-6）

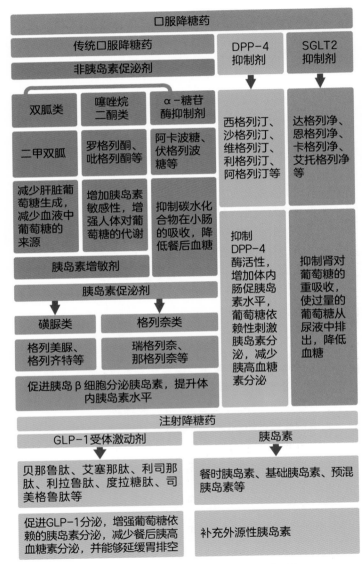

图1-3　不同类型降糖药物及其作用机制

注：DPP-4，二肽基肽酶4；SGLT2，钠-葡萄糖共转运蛋白2；GLP-1，胰高血糖素样肽-1。

表1-5 不同类型降糖药物的特点

药物类型	优势	劣势	常规药物及用法
二甲双胍	一线用药；单药及联合治疗的基本用药；降低体重；改善胰岛素抵抗；**不增加低血糖风险**	常见胃肠道不良反应（腹泻、恶心）；有发生维生素B12缺乏风险存在可能，肝肾功能不全、严重感染、缺氧、接受大手术的患者等禁用	二甲双胍500～2000 mg/d，每日2～3次；片剂在餐中或餐后服用，肠溶片或胶囊宜在餐前服用
磺脲类	疗效确切，长效磺脲类药物（格列美脲、格列齐特、格列本脲）以及长效制剂（缓释片或控释片）可降低空腹及餐后血糖，短效药物（格列吡嗪、格列喹酮）服用可降低以降低餐后的餐前血糖	**增加体重，容易发生低血糖**，继发性失效	格列本脲2.5～20 mg/d，每日1～3次，餐前服用；格列齐特80～320 mg/d，每日1～2次，餐前服用；格列美脲1.0～8.0 mg/d，每日1次，早餐或首次主餐时服用；格列喹酮30～180 mg/d，每日1～3次，餐前半小时服用；格列吡嗪2.5～30 mg/d，每日1～3次，餐前半小时服用
格列奈类	作用时间短，疗效确切，主要用于降低餐后血糖	**增加体重；容易发生低血糖，**但较磺脲类轻	瑞格列奈1～16 mg/d，每日3次，餐前～30分钟内服用；那格列奈120～360 mg/d，每日3次，餐前服用
噻唑烷二酮类	改善胰岛素抵抗，**不增加低血糖风险**	水肿，增加心力衰竭风险，增加体重，增加骨折风险	吡格列酮15～45 mg/d，每日1次，餐前或餐后服用；罗格列酮4～8 mg/d，每日1～2次，空腹或进餐时服用
α-糖苷酶抑制剂	主要降低与主食相关的餐后血糖升高，经胃肠道吸收少，**不增加低血糖风险**	常见胃肠道不良反应（腹胀、腹泻、排气等）	阿卡糖100～300 mg/d，每日3次，餐时随第一口饭一起即刻嚼服（药片）；伏格列波糖0.2～0.9 mg/d，每日3次，餐前服用，服药后即可进餐
SGLT2抑制剂	经肾排糖，疗效确切；心肾获益；**降低体重；不增加低血糖风险；**消除水肿；降压	可能发生生殖系统感染；罕见糖尿病酮症酸中毒	达格列净10 mg/d，每日1次，晨服，不受进食限制；恩格列净10～25 mg/d，每日1次，空腹或进食后服用；卡格列净100～300 mg/d，每日1次，空腹或进食后服用

续表

药物类型	优势	劣势	常规药物及用法
DPP-4抑制剂	疗效确切，不增加心血管疾病风险，**不增加低血糖风险**	不良反应有超敏反应、鼻咽炎、头痛、上呼吸道感染等。临床试验中曾报告胰腺炎，但尚未明确因果关系。怀疑有胰腺炎时停药	西格列汀100 mg/d，每日1次，可与食物同时或分开服用 沙格列汀5 mg/d，每日1次，服药时间不受进餐影响（不得切开或掰开服用） 利格列汀5 mg/d，每日1次，可与食物同时或分开服用 维格列汀50～100 mg/d，早晚一顿服药（当维格列汀的每日推荐给药剂量为100 mg，早晚各给药一次，每次50 mg。当维格列汀与磺脲类药物合用时，维格列汀的推荐给药剂量为50 mg，每日清晨给药一次。不推荐使用100 mg以上的剂量） 阿格列汀25 mg/d，每日1次，可与食物同时或分开服用
GLP-1受体激动剂	有效降低血糖，能部分恢复胰岛β细胞功能，心肾保护，降低体重，**低血糖风险较小**	常见胃肠道不良反应、注射部位反应。有甲状腺髓样癌病史或家族史患者、2型多发性内分泌腺瘤综合征患者禁用	利拉鲁肽0.6～1.8 mg每日1次，皮下注射，一天中任何时间；艾塞那肽10 mg每周2 mg每周一次，皮下注射，一天一天中任何时间注射；司美格鲁肽起始剂量为0.25 mg每周一次，皮下注射，可在一天中的任何时间注射；4周后应增至0.5 mg每周一次，以0.5 mg每周一次，以便进一步改善血糖控制剂予至少4周后，剂量可增至1 mg每周一次，不推荐每周剂量超过1 mg水平。本品0.25 mg并非维持剂量
胰岛素	疗效确切，对胃肠道影响小，保护β细胞	**容易发生低血糖，增加体重，可能出现水肿，可能有过敏反应、注射部位反应**	见表1-6

注：DPP-4，二肽基肽酶4；SGLT2，钠-葡萄糖共转运蛋白；GLP-1，胰高血糖素样肽-1。

胰岛素的使用时机

- 已治疗者血糖控制不达标
  - T2DM患者在生活方式和口服降糖药联合治疗的基础上，若血糖仍未达到个体化控制目标，尽早（3个月）开始胰岛素治疗。
- 新诊断的患者
  - HbA1c≥9.0%或空腹血糖≥11.1 mmol/L，同时伴明显高血糖症状的新诊断T2DM患者，可考虑实施短期（2周至3个月）胰岛素强化治疗。
- 在糖尿病病程中（包括新诊断的T2DM），出现无明显诱因的体重显著下降时，应尽早开始使用胰岛素。

胰岛素联合治疗原则

- 合理给予联合用药，避免药物不良反应的产生和叠加。胰岛素的主要不良反应是**低血糖和体重增加**。
- 推荐采用胰岛素和口服药联合方案，以增强降糖疗效，同时减少低血糖和体重增加的发生危险。
- 胰岛素可以与双胍、钠－葡萄糖共转运蛋白2（SGLT–2）抑制剂、α–糖苷酶抑制剂、二肽基肽酶4（DPP–4）抑制剂等联合使用。
- 除单次胰岛素注射治疗外，一般不与胰岛素促泌剂联合使用。

表1-6 胰岛素的治疗原则

胰岛素分类	适用患者	起始剂量	调整方案
基础胰岛素：中效人胰岛素(NPH)、长效胰岛素(PZI)、甘精胰岛素U100、甘精胰岛素U300、地特胰岛素、德谷胰岛素等	适合空腹血糖升高的患者，可单独或者和餐时胰岛素一起使用	• 常用起始量：0.1~0.2 U/(kg·d) • HbA1c>8.0%或BMI≥25 kg/m²的患者可考虑0.3 U/(kg·d)起始	• 控制夜间、空腹等非进餐时段血糖，根据空腹血糖调整量 • 每3~5天调整1次，每次1~4 U，直至达标 • 空腹血糖目标通常为4.4~6.1 mmol/L • 必要时监测夜间血糖
餐时胰岛素：短效人胰岛素(RI)、门冬胰岛素、赖脯胰岛素、谷赖胰岛素等	适合餐后血糖升高的患者，多数情况下和基础胰岛素一起使用	每日1~3次，餐前给予；4~6 U起始；主餐前单次起始或多餐前同时使用	• 控制相应餐后血糖 • 根据下餐前血糖调整剂量，每周调整1~2次，每次调整1~2 U，直至达标 • 餐前血糖目标[#]通常为4.4~6.1 mmol/L
预混胰岛素：预混人胰岛素(30R、70/30)、预混人胰岛素(50R)、预混门冬胰岛素30、预混门冬胰岛素50、预混赖脯胰岛素25、预混赖脯胰岛素50、双胰岛素类似物(德谷门冬双胰岛素70/30)等	适合空腹血糖升高的患者，可单独或者和餐时胰岛素一起使用	• 每日1次：0.2 U/(kg·d)，晚餐前使用 • 每日2次：0.2~0.4 U/(kg·d)，按1:1的比例分配到早餐前和晚餐前使用	• 根据午、晚餐前血糖调整早餐前剂量 • 根据睡前至空腹的血糖调整晚餐前剂量 • 每3~5天调整1次，每次调整1~4 U，直至达标 • 空腹及餐前目标[#]通常为4.4~6.1 mmol/L

注：[#]目标个体化。
FPG，空腹血糖；BG，血糖。

十、2型糖尿病的诊疗路径

2020版中国指南建议，在健康生活方式的基础上，将二甲双胍作为一线治疗，并根据需要选择不同联合治疗方案（图1-4）。

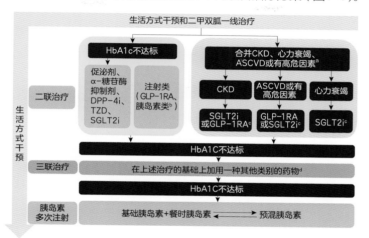

图1-4　2型糖尿病患者高血糖治疗的简易路径

注：HbA1c为糖化血红蛋白；ASCVD为动脉粥样硬化性心血管疾病，包括急性冠脉综合征、稳定性冠心病、血运重建术后、缺血性脑卒中、短暂性脑缺血发作、外周动脉粥样硬化疾病等事件；CKD为慢性肾病；DPP-4i为二肽基肽酶-4抑制剂；TZD为噻唑烷二酮；SGLT2i为钠-葡萄糖共转运蛋白2抑制剂；GLP-1RA为胰高血糖素样肽-1受体激动剂。
[a]高危因素：高血压、吸烟、年龄≥40岁、家族性高胆固醇血症或基线低密度脂蛋白胆固醇（LDL-C）≥4.9 mmol/L、高密度脂蛋白胆固醇（HDL-C）<1.0 mmol/L。
[b]通常选用基础胰岛素。
[c]加用具有ASCVD、心力衰竭或CKD获益证据的GLP-1RA或SGLT2i。
[d]有心力衰竭者不用TZD。

二联治疗

- 无合并症的患者单独使用二甲双胍治疗而HbA1c未达标，则应进行二联治疗。
- 合并动脉粥样硬化性心血管疾病（ASCVD）或有心血管疾病高危因素的患者无论HbA1c是否达标，若无禁忌证，均应在二甲双胍基础上加用钠-葡萄糖共转运蛋白2抑制剂（SGLT2i）或胰高血糖素样肽-1受体激动剂（GLP-1RA）。
- 合并心力衰竭或慢性肾病（CKD）的患者，若无禁忌证，均应在二甲双胍基础上加用SGLT2i；合并CKD的患者如不能耐受SGLT2i，可选用GLP-1RA。

三联治疗

二联治疗3个月不达标的患者，应启动包括胰岛素在内的三联治疗。

目前国际指南建议，糖尿病患者应在健康生活方式的基础上，根据不同的治疗目标选择不同的治疗路径（见附录1-3）。

十一、糖尿病急性并发症的管理

低血糖

- **诊断标准：** 接受药物治疗的糖尿病患者只要血糖<3.9 mmol/L就属于低血糖。低血糖的诊治流程见图1-5。
- **可能引起低血糖的药物：** 胰岛素、磺脲类和非磺脲类胰岛素促泌剂均可引起低血糖。

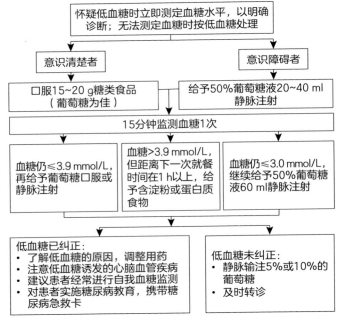

图1-5 低血糖的诊治流程

二甲双胍、α-糖苷酶抑制剂、噻唑烷二酮、DPP-4i、GLP-1RA和SGLT2i单用时不增加低血糖风险,与胰岛素或胰岛素促泌剂联用时有引起低血糖的风险。

- **低血糖的识别:** 如果糖尿病患者出现交感神经过度兴奋(如心悸、焦虑、出汗、头晕、手抖、饥饿感等)或中枢神经系统症状(如神志改变、认知障碍、抽搐和昏迷),应考虑低血糖的可能,及时检测血糖。

- **预防策略:** 加强血糖自我监测;定时定量进餐;选择适合的运动方式;避免酗酒及空腹饮酒;对有低血糖尤其是严重低血糖或反复发生低血糖的患者,应放宽血糖控制目标,及时调整治疗方案;应常规随身备用碳水化合物类食品,一旦发生低血糖,立即食用。

糖尿病酮症酸中毒(DKA)

DKA临床征象(高血糖、高血酮和代谢性酸中毒)

DKA临床表现

- 头痛、烦躁。
- 烦渴、多饮、多尿。
- 恶心、呕吐、腹痛。
- 呼吸深快,呼气中有烂苹果味。
- 血糖水平过高。
- 尿酮水平过高。

DKA常见诱因

- 胰岛素应用不当:突然停用或剧烈减量。
- 急性感染。
- 碳水化合物摄入下降/不规律。
- 应激、创伤、过量饮酒等。

如何诊断DKA

- 血酮升高或尿糖和酮体阳性(++以上)伴血糖升高(血糖>13.9 mmol/L),血pH(pH<7.3)和(或)二氧化碳结合力降低(血HCO_3^-<18 mmol/L)。

- **社区等基层医疗机构:** 患者出现头痛、恶心、呼吸深快等临床表现,且血糖升高、尿酮体阳性或血低碳酸氢盐可能提示DKA,需要考虑转诊。

如何治疗DKA?

- **诊断DKA的患者，应当立即考虑转诊。**

- **转诊过程中可适当补液。**

- 仅在有条件时：静脉输注胰岛素，纠正电解质和酸中毒，去除诱因等。

有DKA史者在用药中应注意什么

- 识别和纠正DKA诱因，包括**胰岛素不恰当减量或突然停用胰岛素、急性感染、过量饮酒**等，预防复发。

- 若出现DKA早期信号（多尿、烦渴多饮和乏力症状加重），及时检测尿酮或血酮。

十二、糖尿病慢性并发症的管理

大血管并发症

大血管（一般管腔直径>500 μm）病变：动脉粥样硬化为主。应当良好控制体重、血糖、血压、血脂等。

- **卒中（中风）：卒中危险性增加2～4倍。**

- **心血管疾病：心血管疾病风险增加2～4倍，约50%的糖尿病患者死于心血管病**；糖尿病患者至少应每年评估心血管疾病的危险因素，对**多重危险因素**的综合控制可显著改善糖尿病患者心脑血管疾病发病和死亡风险。

- 下肢血管病变：为非创伤性下肢截肢的主要原因（**>60%**）。

- **心血管疾病的多重危险因素：**超重与肥胖、高血压、血脂紊乱、吸烟、冠心病家族史、慢性肾病、白蛋白尿等。

微血管并发症

- **糖尿病视网膜病变（DR）：**全球糖尿病患者合并DR的比例约35%，合并威胁视力的DR比例约为12%，是20～74岁成年人中新发失明的主要原因。诊断为T2DM的患者应每年查眼底。

- **糖尿病神经病变：**患病率45%～75%。建议每年进行踝反射、振动觉、压力觉、痛觉、温度觉筛查。

- **糖尿病肾病：**我国20%～40%的糖尿病患者合并糖尿病肾病（DKD），DKD已成为终末期肾病的主要原因。

T2DM患者**在确诊时**就应进行**尿白蛋白检测和eGFR（或肌酐）**评估以早期发现DKD，以后每年应至少筛查1次。DKD患者优选**肾脏获益的降糖药，如SGLT2i。**

- **糖尿病足：**我国50岁以上的糖尿病患者1年内新发足溃疡发生率为**8.1%**。糖尿病足溃疡患者总截肢（趾）率**19.03%**，截肢后5年死亡率达**40%**。

对糖尿病患者**心血管多重危险因素进行综合控制**的策略见图1-6。

筛查	糖尿病确诊时及以后，至少应每年评估一次心血管疾病的危险因素。评估的内容包括心血管病史、年龄、吸烟、高血压、血脂紊乱、肥胖特别是腹型肥胖、早发心血管疾病的家族史、肾损害（尿白蛋白排泄率增加等）、心房颤动（可导致卒中）。	
心血管疾病危险因素和血糖目标控制	降压治疗	• 糖尿病患者的血压控制目标应个体化。一般糖尿病合并高血压的患者，降压目标为<130/80 mmHg。 • 老年或伴严重冠心病的糖尿病患者，可确定相对宽松的降压目标值。 • 糖尿病患者的血压水平>120/80 mmHg，即应开始生活方式干预以预防高血压的发生；血压≥140/90 mmHg，可考虑开始降压药物治疗；血压≥160/100 mmHg或高于目标值20/10 mmHg时，应立即开始降压药物治疗，并应用联合治疗方案。
	调脂治疗	• 将降低 LDL - C 作为首要目标，根据患者患 ASCVD 的风险高低，制定降脂目标。 • 起始宜应用中等强度他汀类药物，若不能达标，可联合其他调脂药物。 • 如果空腹 TG>5.7 mmol/L，为预防急性胰腺炎，首先使用降低 TG 的药物。 • 每年行血脂监测，药物治疗期间需定期监测血脂变化。

图1-6　糖尿病患者心血管多重危险因素的综合控制策略

心血管疾病危险因素和血糖目标控制	抗血小板治疗	• 糖尿病患者合并 ASCVD 时，需应用阿司匹林（75 ~ 150 mg/d）作为二级预防，同时需要充分评估出血风险。 • 对阿司匹林过敏的患者，需应用氯吡格雷（75 mg/d）作为二级预防。 • 阿司匹林（75 ~ 150 mg/d）作为一级预防用于糖尿病合并 ASCVD 高危患者的适应证为年龄 ≥ 50 岁而且合并至少 1 项主要危险因素（早发 ASCVD 家族史、高血压、血脂异常、吸烟或慢性肾病 / 蛋白尿），且无出血高风险。
	血糖控制目标	• 糖尿病病程较长、已合并 ASCVD 或心血管疾病风险极高危的 T2DM 患者，HbA1c 的目标值可调整为 <8.0%。 • T2DM 合并 HF 的患者，HbA1c 的目标范围为 7.0% ~ 8.0%。
T2DM 合并 ASCVD 患者降糖药物的合理应用		• 优先选择有 CVD 获益证据的钠 - 葡萄糖协同转运蛋白 2 抑制剂（SGLT2i）或胰高血糖素样肽 -1 受体激动剂（GLP-1RA） • HbA1c 不达标者，SGLT2i 与 GLP-1RA 两类药物可互相联合，必要时可加用其他降糖药物

图1-6　糖尿病患者心血管多重危险因素的综合控制策略（续）

注：ASCVD，动脉粥样硬化性心血管疾病；CVD，心血管疾病；HbA1c，糖化血红蛋白；HF，心力衰竭；LDL - C，低密度脂蛋白胆固醇；TG，甘油三酯。

糖尿病肾病的诊断确定后，应根据肾小球滤过率（eGFR）进一步判断CKD严重程度（表1-7）。尿白蛋白与肌酐比值（UACR，表1-8）的升高与eGFR下降、发生心血管事件、死亡风险增加密切相关。

表1-7 根据eGFR和UACR划分的CKD进展风险及就诊频率（次/年）

CKD 分期	肾损害程度	eGFR [ml/（min·1.73m²)]	白蛋白尿分期		
			A1（UACR<30 mg/g）	A2（UACR为30~300 mg/g）	A3（UACR>300 mg/g）
1期（G1）	肾损伤伴eGFR正常	≥90	1（如有CKD）	1	2
2期（G2）	肾损伤伴eGFR轻度下降	60~89	1（如有CKD）	1	2
3a期（G3a）	eGFR轻中度下降	45~59	1	2	3
3b期（G3b）	eGFR中重度下降	30~44	2	3	3
4期（G4）	eGFR重度下降	15~29	3	3	4
5期（G5）	肾衰竭	<15或透析	4	4	4

注：eGFR为估算的肾小球滤过率；UACR为尿白蛋白/肌酐比值；CKD为慢性肾病。表格中的数字为建议每年复查的次数。表格的背景颜色代表CKD进展的风险：绿色为低风险，黄色为中风险，橙色为高风险，红色为极高风险。

表1-8 UACR与尿蛋白的对应关系

白蛋白尿	尿常规（尿蛋白）	尿白蛋白与肌酐比值（UACR）
正常	−	UACR < 30 mg/g
微量白蛋白尿	+	30 < UACR < 300 mg/g
大量白蛋白尿	++及以上	UACR ≥ 300 mg/g

糖尿病肾病患者的管理

● 改变不良生活方式。

● **营养：**摄入优质蛋白质，合并肾病的患者蛋白质摄入量控制在每日0.8 g/kg。

● **控制血压：**>18岁的非妊娠糖尿病患者血压应控制在130/80 mmHg以下，推荐首选血管紧张素转化酶抑制剂

（ACEI）或血管紧张素Ⅱ受体阻滞剂（ARB）类药物治疗。

- **控制血糖：**首选肾获益的SGLT2i。
- **控制血脂：**首选中等强度他汀类药物。
- **随访：**所有患者需每年检查UACR（表1–7）、血清肌酐、血钾水平，3期及以上患者需密切随访。

十三、糖尿病患者的随访和长期管理

长期用药

- 确定治疗目标。
- 综合干预，进行个性化的药物选择。
- 定期了解患者的用药情况。
- 必要时调整治疗方案。

定期监测血糖

- **空腹及餐后血糖：**建议所有糖尿病患者均根据降糖方案的特点进行血糖监测。有可疑低血糖及高血糖征象时，及时测定血糖。
- **糖化血红蛋白：**每3~6个月检测1次。

定期筛查并发症和合并症

- 高血压、血脂异常等合并症情况：血脂每年检测1次，血压每月检测1次。
- **肾病变：**检测尿常规、血肌酐（计算eGFR），有条件者检测UACR，每年至少1次。
- 行肝功能、心电图、眼底检查，有条件者进行心脏彩超、血管彩超、神经病变相关检查等。

十四、2型糖尿病不同人群随访要求

随访内容

- 对确诊的2型糖尿病患者，按照《国家基本公共卫生服务规范》要求，每年提供4次免费空腹血糖检测，至少进行4次面对面随访。
- 随访内容包括测量空腹血糖和血压；评估是否存在危急

情况，是否需紧急转诊。若需紧急转诊，2周内主动随访转诊后情况；若不需要紧急转诊，询问上次随访到此次随访期间的症状。

- 测量体重，计算体重指数（BMI），检查足背动脉搏动。
- 询问患者患病情况和生活方式，包括心脑血管疾病、吸烟、饮酒、运动、主食摄入情况等。
- 了解患者服药情况。

分类干预

- 对血糖控制满意（空腹血糖值为4.4～7.0 mmol/L，或达到个体化目标）、无药物不良反应、无新发并发症或原有并发症无加重的患者，预约下一次随访。
- 对第一次出现空腹血糖控制不满意（空腹血糖值<4.4 mmol/L或>7.0 mmol/L）或药物不良反应的患者，结合其服药依从情况进行指导，必要时增加现有药物剂量、更换或增加不同类的降糖药物，2周后随访。
- 对连续两次出现空腹血糖控制不满意或药物不良反应难以控制以及出现新的并发症或原有并发症加重的患者，建议其转诊到上级医院，2周内主动随访转诊情况。
- 对所有患者进行有针对性的健康教育，与患者一起制定生活方式改进目标并在下一次随访时评估进展。
- 对确诊的2型糖尿病患者，每年进行1次较全面的健康评估，评估可与随访相结合。

十五、典型病例

基本信息

　　个人信息：李某，62岁，男性，高中学历，身高165 cm，体重80 kg，退休工人，现与妻子共同居住，子女均在外地。

　　疾病信息：发现血糖升高5年，现口服二甲双胍缓释片0.5 g qd降糖。半年前因急性心肌梗死予支架植入术，口服阿司匹林肠溶片0.1 g、硫氰酸氯吡格雷75 mg抗血小板聚集，瑞舒伐他汀钙片10 mg调脂，美托洛尔缓释片47.5 mg减慢心率、降低心肌耗氧，厄贝沙坦150 mg抗心室重塑。平素口味偏咸，饮食摄入偏多，爱打牌，未戒烟，不饮酒，经济收入可，家庭关系和谐。

全科管理

检查结果

- **体格检查：** 脉搏67次/分，呼吸18次/分，血压128/67 mmHg，身高**165 cm**，体重**80 kg**，BMI 29.38 kg/m^2，腰围90 cm。
- **实验室检查：** 空腹血糖7.2 mmol/L，糖化血红蛋白6.8%。血脂：LDL-C 2.4 mmol/L、胆固醇3.8 mmol/L、甘油三酯 2.1 mmol/L。血常规、尿常规、粪便常规均正常。肝肾功能、UACR、eGFR正常。
- **其他检查：** 皮肤、淋巴结检查以及心、肺、腹体格检查均正常，心电图、胸片、心脏彩超等检查无异常。

管理方案

- **患者教育及生活方式指导：** 每日盐摄入量5 g以内，每周至少150 min中等强度有氧运动，戒烟，减重（减轻体重的5%～10%）。
- **血糖检测：** 空腹血糖控制在4.0～7.0 mmol/L，餐后2 h血糖<10 mmol/L，避免低血糖。
- **药物调整：** 首次空腹血糖>7.0 mmol/L，有冠心病病史，加用达格列净10 mg，每日1次口服降糖；血脂未达标，可以改为20 mg瑞舒伐他汀钙片强化调脂治疗。
- **随访：** 告知药物不良反应，2周后再次随访。

附录1-1 成年糖尿病高危人群

成年糖尿病高危人群包括：

（1）有糖尿病前期史；

（2）年龄≥40岁；

（3）体重指数（BMI）≥24 kg/m² 和（或）中心性肥胖者（男性腰围≥90 cm，女性腰围≥85 cm）；

（4）一级亲属有糖尿病史；

（5）缺乏体力活动者；

（6）有巨大儿分娩史或有妊娠糖尿病史的女性；

（7）有多囊卵巢综合征病史的女性；

（8）有黑棘皮病者；

（9）有高血压史，或正在接受降压治疗者；

（10）高密度脂蛋白胆固醇<0.90 mmol/L和（或）甘油三酯>2.22 mmol/L，或正在接受调脂药治疗者；

（11）有动脉粥样硬化性心血管疾病（ASCVD）史；

（12）有类固醇类药物使用史；

（13）长期接受抗精神病药物或抗抑郁症药物治疗者；

（14）中国糖尿病风险评分（表5）总分≥25分者。

附录1-2　2型糖尿病患者常见检查的推荐频率

项目	初诊	每次就诊时	半年1次	1年1次
问诊	√	√		
体检	√	√		
尿液	√			√
糖化血红蛋白	√		√	
肝功能	√			√
肾功能	√			√
血脂	√			√
超声（有条件者）	√			√
心电图	√			√
动态血压监测（有条件者）	√			√
眼底	√			√
神经病变（有条件者）	√			√

注：尿液检查包括尿常规和尿蛋白与肌酐比值，肾功能检查包含估算的肾小球滤过率、尿酸，超声检查包括腹部超声、颈动脉和下肢血管超声。动态血压监测限于合并高血压者。血糖控制不佳者应每3个月检查1次糖化血红蛋白。肝功能、肾功能、血脂、尿液、心电图、超声、眼底、神经病变检查异常者应增加这些项目的监测频次。

参考文献

[1] IDP. IDF Diabetes Atlas. 9th ed. http://www.idf.org/diabetesatlas.

[2] Li Y, Di T, Shi X, et al. Prevalence of diabetes recorded in mainland China using 2018 diagnostic criteria from the American Diabetes Association: national cross sectional study. BMJ, 2020, 28(369): m997.

[3] 廖二元，莫朝晖. 内分泌学. 2版. 北京：人民卫生出版社，2007.

[4] 葛均波，徐永健，王辰. 内科学. 9版. 北京：人民卫生出版社，2018.

[5] 中华医学会糖尿病学分会. 中国2型糖尿病防治指南（2020年版）. 中华糖尿病杂志，2021，13（4）：315-409.

[6] 中华医学会糖尿病学分会，国家基层糖尿病防治管理办公室. 国家基层糖尿病防治管理指南（2022）. 中华内科杂志，2022，61（3）：249-262.

[7] Davies MJ, Aroda VR, Collins BS, et al. Management of hyperglycaemia in type 2 diabetes, 2022:a consensus report by the American Diabetes Association (ADA) and the European Association for the Study of Diabetes (EASD). Diabetes Care, 2022, 45(11): 2753-2786.

[8] Steven EK, Cheryl AMA, Mark AA, et al. Standards of Care in Diabetes 2023. The Journal of Clinical and Applied Research and Education, 2023, 46(Suppl. 1): S140-S157.

[9] 陆菊明. 目前我国常用口服降血糖药的临床评价. 中华糖尿病杂志，2015，7（1）：10-13.

[10] Woo VC, Lori DB, Harpreet SB, et al. Considerations for initiating a sodium-glucose co-transporter 2 inhibitor in adults with type 2 diabetes using insulin. Can J Diabetes, 2018, 42(1): 88-93.

[11] 中国血脂管理指南修订联合专家委员会. 中国血脂管理指南（2023年）. 中华心血管病杂志，2023，51（3）：221-255.

[12] Yehuda H, Robert RH, Zachary TB, et al. American Association of Clinical Endocrinologists and American College of Endocrinology Position Statement on the association of SGLT-2 inhibitors and diabetic ketoacidosis. Endocr Pract, 2016, 22(6): 753-762.

[13] 冉兴无，母义明，朱大龙，等. 成人2型糖尿病基础胰岛素临床应用中国专家指导建议（2020版）. 中国糖尿病杂志，2020，28（10）：721-728.

[14] French EK, Donihi AC, Korytkowski MT，等. 糖尿病酮症酸中毒和高血糖高渗综合征：成人急性失代偿性糖尿病. 英国医学杂志中文版，2020，23（11）：654-667.

[15] 中华医学会糖尿病学分会. 中国2型糖尿病防治指南（2017年版）. 中华糖尿病杂志，2018，10（1）：4-67.

[16] 中华医学会糖尿病学分会. 中国2型糖尿病防治指南（2013年版）. 中华糖尿病杂志，2014，22（8）：2-42.

[17] 中华医学会糖尿病学分会微血管并发症学组. 中国糖尿病肾脏病防治指南（2021年版）. 中华糖尿病杂志，2021，13（8）：762-784.

[18] 中华医学会糖尿病学分会，中华医学会内分泌学分会. 中国成人2型糖尿病合并心肾疾病患者降糖药物临床应用专家共识. 中华糖尿病杂志，2020，12（6）：369-381.

[19] 中华医学会内分泌学分会. 中国成人2型糖尿病口服降糖药联合治疗专家共识. 中华内分泌代谢杂志，2019，35（3）：190-199.

[20] Steven EK, Cheryl AMA, John BB, et al. American Diabetes Association Standards of Care in Diabetes(2023). THE Journal of Clinical and Applied Research and Education, 2023, 46(Suppl. 1)：S5-S291.

高血压

一、高血压的定义和分类（图2-1）

动脉血压（俗称血压）是指动脉内的血液对单位面积血管壁的侧压力。

高血压的定义： 在未使用降压药的情况下，非同日3次测量诊室血压≥140/90 mmHg；或连续5~7 d测量家庭血压≥135/85 mmHg；或24 h动态血压≥130/80 mmHg，白天血压≥135/85 mmHg，夜间血压≥120/70 mmHg。

诊室血压正常，而24 h动态血压和（或）家庭血压升高，为隐蔽性高血压。诊室血压升高，而24 h动态血压和（或）家庭血压正常，为白大衣高血压。

若患者既往有高血压病史，目前正在使用降压药物，则血压虽然低于140/90 mmHg，仍应诊断为高血压。

高血压的分类：见图2-1。

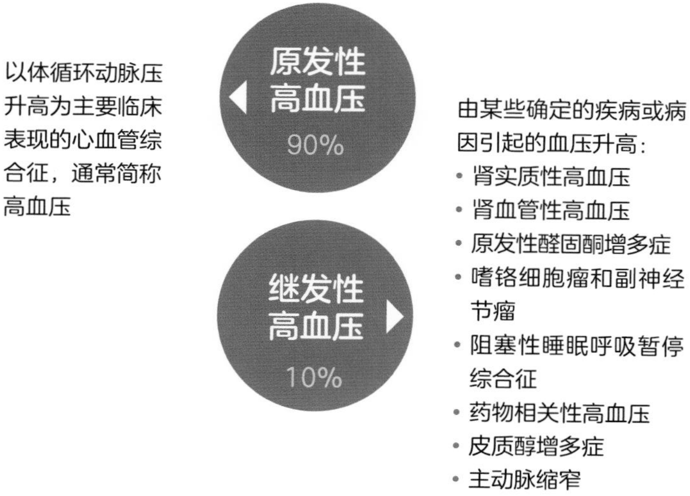

以体循环动脉压升高为主要临床表现的心血管综合征，通常简称高血压

原发性高血压 90%

继发性高血压 10%

由某些确定的疾病或病因引起的血压升高：
- 肾实质性高血压
- 肾血管性高血压
- 原发性醛固酮增多症
- 嗜铬细胞瘤和副神经节瘤
- 阻塞性睡眠呼吸暂停综合征
- 药物相关性高血压
- 皮质醇增多症
- 主动脉缩窄

图2-1 高血压分类

二、血压测量方法与水平分级

诊室血压测量

诊室血压测量是诊断高血压、血压水平分级（表2-1）以及评估降压效果的常用方法。具体方法如下：

- 受试者安静休息至少5 min，测量坐位上臂血压，上臂应置于心脏水平。
- 推荐使用经过验证的上臂式医用电子血压计。
- 使用标准规格的气囊袖带（气囊长22～26 cm，宽12 cm），肥胖者或臂围大者（＞32 cm）应使用大规格气囊袖带。
- 首诊时应测量两上臂血压，以血压读数较高的一侧作为测量的上臂。
- 每次门诊测量两次，间隔1～2 min，取两次的平均值记录；如果两次差异>10 mmHg，则测量第3次，取后两次的平均值记录。随访期间如果首次测量<140/90 mmHg，则不需要额外测量。
- 老年人、糖尿病患者及出现体位性低血压情况者，应该加测站立位血压。站立位血压在卧位改为站立位后1 min和3 min时测量。

表2-1 成人坐位血压水平分级（单位：mmHg）

血压类别	收缩压（SBP）		舒张压（DBP）
正常血压	<120	和	<80
正常高值	120~139	和（或）	80~89
高血压	≥140	和（或）	≥90
1级高血压（轻度）	140~159	和（或）	90~99
2级高血压（中度）	160~179	和（或）	100~109
3级高血压（重度）	≥180	和（或）	≥110
单纯收缩期高血压	≥140	和	<90
单纯舒张期高血压	<140	和	≥90

注：按诊室血压进行分级；当收缩压和舒张压分属不同级别时，以较高分级为准。

诊室外血压测量

诊室外血压测量与靶器官损害、心血管疾病事件的关联性更强，有助于发现白大衣高血压、隐蔽性高血压和难治性高血压。

- **动态血压测量（ABPM）**：稳定性和重复性较好，可以发现夜间高血压、晨峰高血压和血压变化规律。连续ABPM可以实现长时程血压监测。如果条件允许，应通过 ABPM 来确诊高血压。
- **家庭血压测量（HBPM）**：可重复性强，能够较好地预测靶器官损害、心血管结局和死亡率以及高血压表型。用于诊断时，应取连续5~7 d 所有测量血压读数的平均值。

三、高血压的初步诊断评估（图2-2）

诊断性评估

- 确立高血压诊断，确定血压水平分级。
- 判断高血压的原因，区分原发性高血压与继发性高血压。
- 寻找其他心血管危险因素、靶器官损害以及相关临床情况，从而做出高血压病因的鉴别诊断和评估患者的心血管疾病风险程度，指导诊断与治疗。

详细了解病史	（1）病程；（2）症状；（3）既往史；（4）家族史；（5）继发性高血压的线索；（6）生活方式；（7）心理社会因素。
体格检查	（1）测量血压、脉率、BMI、腰围及臀围；（2）观察有无继发性高血压等特殊体征；（3）听诊心脏、颈动脉、胸主动脉、腹部动脉和股动脉有无杂音；（4）触诊甲状腺，检查四肢动脉搏动和神经系统体征。
实验室检查	（1）基本项目：血生化（电解质、血糖、血脂和肌酐）、血常规、尿常规、尿液分析、心电图。（2）推荐项目：超声心动图、颈动脉超声、口服葡萄糖耐量试验、糖化血红蛋白、血高敏C反应蛋白、血同型半胱氨酸、尿白蛋白肌酐比值（UACR）、眼底、胸部X线片、脉搏波速度（PWV）以及踝/臂血压指数（ABI）等。（3）选择项目：对怀疑继发性高血压者完善相关检查；对有合并症的高血压患者，完善心功能、肾功能、下肢血管彩超等检查。
评估靶器官损害	（1）心脏：心电图和心脏彩超。（2）肾：尿常规，血肌酐评估肾小球滤过率，肾和双肾血管彩超。（3）脑：CT或MRI，认知功能量表。（4）眼底：眼底镜检查。（5）大血管：颈动脉内膜中层厚度（IMT）、颈－股动脉脉搏波速度（cfPWV）和踝/臂血压指数（ABI）。

图2-2　高血压初步诊断评估简易流程图

四、高血压患者的心血管风险分层

　　高血压患者的心血管风险分层（表2-2）有利于确定启动降压治疗的时机，优化降压治疗方案，确立更合适的血压控制目标和进行综合管理。

表2-2　高血压患者心血管风险分层

心血管危险因素*和疾病史	血压（mmHg）			
	SBP 130~139 和（或） DBP 85~89	SBP 140~159 和（或） DBP 90~99	SBP 160~179 和（或） DBP 100~109	SBP≥180 和（或） DBP≥110
无	低危	低危	中危	高危
1~2个危险因素	低危	中危	中/高危	很高危
≥3个危险因素，靶器官损害，或CKD 3期，无并发症的糖尿病	中/高危	高危	高危	很高危
有临床并发症，或CKD≥4期，有并发症的糖尿病	高/很高危	很高危	很高危	很高危

注：CKD，慢性肾病；DBP，舒张压；SBP，收缩压。
*心血管危险因素：①年龄＞55岁（男性）或65岁（女性）；②吸烟或被动吸烟；③糖耐量受损和（或）空腹血糖异常；④血脂异常；⑤早发心血管疾病家族史（一级亲属发病年龄＜50岁）；⑥腹型肥胖或肥胖；⑦高同型半胱氨酸血症；⑧高尿酸血症（血尿酸：男性≥420 μmol/L，女性≥360 μmol/L）；⑨心率增快（静息心率＞80次/分）。

五、启动高血压药物治疗的时机

启动降压药物治疗的时机取决于**包括血压水平在内的总体心血管风险**（图2-3）。

- 当血压≥160/100 mmHg时，应立即启动降压药物治疗。
- 血压为140~159/90~99 mmHg且心血管风险为中危及以上者，应立即启动降压药物治疗；低危者可改善生活方式4~12周，如血压仍不达标，应尽早启动降压药物治疗。
- 血压为130~139/85~89 mmHg且心血管风险为高危或很高危者，也应立即启动降压药物治疗；低危或中危者，目前没有证据显示可以从药物降压治疗中获益，建议继续进行生活方式干预。

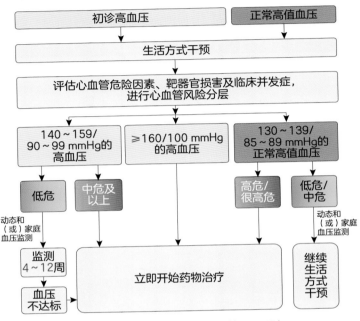

图2-3　高血压药物治疗的时机和原则

六、高血压的控制目标和治疗原则（图2-4）

高血压治疗三原则： 达标、平稳、综合管理。

降压的根本目的： 降低发生心、脑、肾及血管并发症和死亡的总风险。

降压目标： 一般高血压患者应降至<140/90 mmHg；能耐受者和部分高危及以上危险程度的患者可进一步降至理想目标，即血压<130/80 mmHg。80岁及以上高龄老年人降压目标为<150/90 mmHg，如能耐受，可降至<140/90 mmHg。

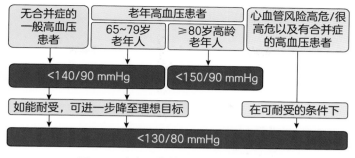

图2-4　高血压的控制目标和治疗原则

七、高血压患者的生活方式干预

　　所有高血压患者均应当进行治疗性生活方式干预。血压正常高值人群，也可以通过改善生活方式来预防高血压的发生。

健康生活方式八部曲

- 减少钠盐摄入，增加钾摄入：减少钠盐摄入，每人每日食盐摄入量逐步降至<5 g，增加钾摄入。
- 合理膳食：得舒饮食（Dietary Approaches to Stop Hypertension，DASH）、中国心脏健康饮食（Chinese heart healthy diet，CHH饮食）以及辣膳食。
- 控制体重：BMI<24 kg/m^2；男性腰围<90 cm，女性腰围<85 cm。
- 不吸烟：彻底戒烟，避免被动吸烟。
- 限酒：不饮酒或限制饮酒，成年人每日酒精摄入量≤25 g（男性）或15 g（女性）。
- 规律运动：建议以有氧运动为主（中等强度，每天30 min，每周5~7 d）、抗阻运动为辅（每周2~3次），同时可结合冥想与呼吸训练、柔韧性训练与拉伸训练。
- 心理平衡：减轻精神压力，保持心理平衡。
- 管理睡眠：成年人每晚睡眠时间为7~9 h，确保睡眠质量，按时作息；必要时进行睡眠评估、睡眠认知行为治疗、助眠药物治疗。

八、高血压的药物治疗

- 应用降压药物的基本原则包括降低风险、长效降压和联合治疗。
- 常用的降压药均可作为初始治疗用药，建议根据人群类型、合并症进行个体化治疗。
- 降压药物的应用建议选择有证据支持可降低心血管病发病和死亡风险的降压药物（表2–3）。
- 一般患者采用常规剂量；衰弱及高龄者通常以小剂量开始治疗，根据需要逐渐加量。
- 血压≥160/100 mmHg的患者、高于目标血压20/10 mmHg的高危/很高危患者或单药治疗未达标者，应联合用药，包括自由联合或采用单片复方制剂。不推荐血管紧张素转化酶抑制剂（ACEI）、血管紧张素Ⅱ受体阻滞剂（ARB）、血管紧张素受体–脑啡肽酶抑制剂（ARNI）和阿利吉仑这四种药物之间的任意联合。不推荐中枢作用药与β受体阻滞剂联合应用。
- 一般高血压患者通常在早晨服用降压药物。

表2-3 常用降压药物的适应证、禁忌证及主要不良反应

药物分类		常用药物	适应证	禁忌证	主要不良反应
A	ACEI	依那普利、雷米普利、培哚普利等	高血压伴心力衰竭、糖尿病、肾病等	妊娠、双侧肾动脉狭窄、高钾血症	干咳、血管神经性水肿、低血压等
	ARB	厄贝沙坦、氯沙坦、缬沙坦等	高血压伴糖尿病、肾病、蛋白尿等	妊娠、双侧肾动脉狭窄、高钾血症	较少干咳、偶有高钾血症、头晕等
	ARNI	沙库巴曲缬沙坦钠、沙库巴曲阿利沙坦钙	高血压伴心力衰竭（HFrEF）等	血管性水肿、低血压等	血管性水肿、低血压、高钾血症等
B	β受体阻滞剂	美托洛尔、比索洛尔等	高血压伴冠心病、心力衰竭、心律失常等	心动过缓、房室传导阻滞、哮喘等	心动过缓、低血压、支气管痉挛等
C	CCB	氨氯地平、硝苯地平等	老年高血压、周围血管病、心绞痛等	快速型心律失常、心力衰竭等	面部潮红、踝部水肿、头痛、牙龈增生等
D	利尿剂	氢氯噻嗪、吲达帕胺、呋塞米等	高血压伴水肿、心力衰竭、盐敏感	低钾血症、痛风、肾功能不全等	低钾血症、高血糖、血脂异常等
F	SPC	厄贝沙坦氢氯噻嗪、缬沙坦氨氯地平等	根据具体复方成分而定	根据具体复方成分而定	根据具体复方成分而定，如低血压、心动过缓等

注：ACEI为血管紧张素转化酶抑制剂，ARB为血管紧张素Ⅱ受体阻滞剂，ARNI为血管紧张素受体-脑啡肽酶抑制剂，CCB为钙通道阻滞剂，SPC为复方单片制剂。

九、高血压的多重危险因素管理（表2-4）

高血压分期

- 1期——危险因素阶段。
- 2期——靶器官损害阶段：靶器官损害，CKD 3期，无并发症的糖尿病。
- 3期——临床合并症阶段：确诊心血管疾病，CKD≥4期，或存在有并发症的糖尿病。

表2-4 高血压的多重危险因素管理

项目	目标值
血压	血压控制在＜130/80 mmHg，老年人血压控制在＜140/90 mmHg
血糖	空腹血糖4.4～7.0 mmol/L，餐后2 h血糖或高峰值血糖＜10.0 mmol/L，糖化血红蛋白＜7%
血脂	一般人群LDL-C＜2.6 mmol/L，心血管疾病人群LDL-C＜1.8 mmol/L；TG＜1.7 mmol/L
同型半胱氨酸	＜15 μmol/L
高血压急症	初始阶段（1 h内）血压控制的目标为平均动脉压的降低幅度不超过治疗前水平的25%。去除诱因，预防急性心血管事件的发生
心率	静息心率宜控制在60~80次/分
血尿酸	合并高尿酸血症者，应＜360 μmol/L；合并痛风发作者，应＜300 μmol/L

注：LDL-C，低密度脂蛋白胆固醇；TG，甘油三酯。

十、特殊人群的血压管理要点（表2-5）

表2-5 特殊人群的血压管理要点

特殊人群	血压管理策略
老年高血压	• 65～79岁的老年人，血压≥140/90 mmHg者开始药物治疗。降压目标为<140/90 mmHg；如可耐受，可降至<130/80 mmHg • ≥80岁的老年人，SBP≥150 mmHg者开始药物治疗。降压目标为<150/90 mmHg；如可耐受，可降至<140/90 mmHg • 并存衰弱等老年综合征者，启动药物治疗的时机可适当放宽。降压目标为SBP<150 mmHg，应不<130 mmHg • 合并心血管并发症或靶器官损害、心血管风险高危者应及早启动药物降压以改善预后。经老年综合评估后，在患者可耐受的前提下，可采取较严格的降压策略 • 并存多种疾病或老年综合征的患者，降压目标需要个体化
妊娠高血压	• 诊室血压≥140/90 mmHg时启动降压治疗，将110/70 mmHg设定为降压治疗的安全下限 • 有子痫前期高危因素的孕妇应在妊娠12～16周开始服用小剂量阿司匹林（75～150 mg/d）预防子痫前期，直至分娩前
难治性高血压	• 需要筛查潜在继发性高血压的原因，尤其是原发性醛固酮增多症和睡眠呼吸暂停综合征 • 对难治性高血压患者进行靶器官损害等综合评估 • 提倡在改善生活方式基础上，合理搭配降压药物以及使用药物最大剂量或患者能够耐受的最大剂量
围术期高血压	• 围术期血压升高幅度大于基础血压的30%或血压≥140/90 mmHg，需要对血压进行管理 • 术前紧张、焦虑、恐惧情绪可能诱发围术期血压波动，需要调节情绪，将血压控制在140/90 mmHg以下 • 术前血压≥180/110 mmHg者需要延迟及择期手术 • 围术期前已服用β受体阻滞剂和CCB者可以继续维持，术前已使用ACEI、ARB及ARNI者应停用至少24 h
白大衣高血压	• 对家庭血压正常的患者，建议进一步行规范的动态血压监测
隐蔽性高血压	• 在诊室血压处于正常高值、吸烟、肥胖、合并糖尿病或慢性肾病等的人群中，应注意筛查
高血压合并肿瘤	• 肿瘤患者心血管疾病风险的升高与高血压密切相关
高血压合并慢性阻塞性肺疾病	• 高血压和慢性阻塞性肺疾病合并时，两者的治疗均无须调整；如果病情需要，可以使用选择性β₁受体阻滞剂
高血压合并代谢综合征	• 降压药中推荐优先应用ACEI和ARB，尤适用于伴糖尿病或肥胖患者，也可应用二氢吡啶类CCB • 伴心功能不全及冠心病者，可应用噻嗪类利尿剂和β受体阻滞剂，给予SGLT2抑制剂和GLP-1受体激动剂有助于综合达标 • 难治性代谢综合征可推荐代谢手术治疗

续表

特殊人群	血压管理策略
高血压合并冠心病	• 高血压合并稳定性冠心病的患者，可单用或联用C、A、B，联用首选C+B，未达标者加用D，仍不达标者选择B+C+A或B+C+D；C可以降低心肌氧耗量，减少心绞痛发作 • 高血压合并心肌梗死的患者，首选A+B，可以改善远期预后，没有禁忌证者应早期使用，未达标者加用长效C或D（包括螺内酯），仍不达标则选择A+B+C+D或转诊
高血压合并糖尿病	• >120/80 mmHg，开始生活方式干预；≥140/90 mmHg，考虑开始药物降压治疗；≥160/100 mmHg或高于目标值20/10 mmHg时，立即开始药物降压治疗 • 降压目标<130/80 mmHg；孕妇为≤135/85 mmHg；老年或伴严重冠心病者，可设定相对宽松的血压控制目标值 • 降压药物首选A，未达标者加用C或D，仍不达标者选择A+C+D
高血压合并心力衰竭	• 对于高血压合并心力衰竭的患者，推荐的降压治疗目标为<130/80 mmHg • 高血压合并HFrEF的患者，治疗推荐ARNI或ACEI（不能耐受者可以使用ARB）、β受体阻滞剂、盐皮质激素受体拮抗剂、SGLT-2抑制剂及袢利尿剂
高血压合并肾脏疾病	• 无蛋白尿者，SBP≥140 mmHg和（或）DBP≥90 mmHg时开始药物治疗。降压目标<140/90 mmHg，如能耐受，可降至<130/80 mmHg • 有蛋白尿者，SBP>130 mmHg和（或）DBP≥80 mmHg时启动药物降压治疗。降压目标为<130/80 mmHg
高血压合并脑卒中	• 病情稳定者，血压≥140/90 mmHg时启动降压治疗，降压目标为<140/90 mmHg，如能耐受，可降至<130/80 mmHg • 由颅内大动脉狭窄（70%~99%）导致缺血性卒中或TIA的患者，将收缩压控制在140 mmHg以内是安全的 • 降压药物首选C、A、D，未达标者可选择两者联用，仍不达标者选择C+A+D
高血压伴外周血管疾病	• ACEI或ARB可作为初始降压治疗药物，CCB及利尿剂可作为初始联合降压治疗药物
高血压伴认知功能障碍	• 降压目标<140/90 mmHg，如能耐受，可降至<130/80 mmHg • 存在严重认知功能减退甚至痴呆的患者，降压目标为<150/90 mmHg

注：A为血管紧张素转化酶抑制剂（ACEI）、血管紧张素Ⅱ受体阻滞剂（ARB）、血管紧张素受体-脑啡肽酶抑制剂（ARNI）；B为β受体阻滞剂；C为二氢吡啶类钙通道阻滞剂；D为利尿剂，常用噻嗪类利尿剂

CCB，钙通道阻滞剂；DBP，舒张压；GLP-1，胰高血糖素样肽-1；HFrEF，射血分数降低的心力衰竭；SBP，收缩压；SGLT2，钠-葡萄糖协同转运蛋白2；TIA，短暂性脑缺血发作。

十一、高血压患者的长期管理

对原发性高血压患者，按照《国家基本公共卫生服务规范》要求，每年要提供至少4次面对面随访（表2-6）。

表2-6 高血压患者的随访要求

项目	具体要求
随访频率	• 若患者血压水平仅属正常高值或高血压1级，风险分层属低危或仅服1种药物治疗，可安排每1~3个月随诊1次 • 新发现的高危及较复杂病例，随诊的间隔应较短；高危患者血压未达标或临床有症状者，可考虑缩短随诊时间（2~4周） • 血压达标且稳定者，每月随访1次或者延长随访时间 • 对使用了至少3种降压药，血压仍未达标者，应考虑将其转至高血压专科诊治
随访内容	• 查体：血压、心率、体重（超重/肥胖者） • 有无新发疾病：冠心病、心力衰竭、脑卒中、糖尿病、慢性肾病、外周动脉粥样硬化等 • 生活方式评估与建议 • 服药依从性、不良反应 • 治疗方案调整
年度评估内容	• 危险因素监测（适用于所有医疗机构）：血常规、尿常规、血生化（血脂、血糖、尿酸、肌酐、谷丙转氨酶、血钾、血钠）等 • 靶器官损害与并存相关疾病评估（适用于县级医院）：心电图、超声心动图、颈动脉超声、胸片、动态血压监测、眼底检查

十二、高血压急症处理及转诊原则（图2-6和表2-7）

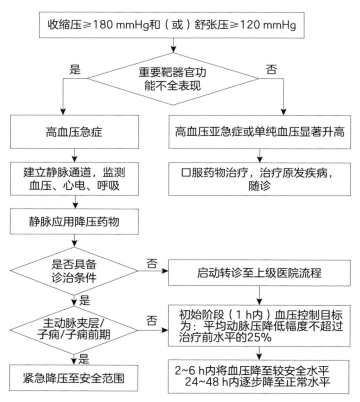

图2-6　高血压急症处理流程

表2-7　高血压的转诊原则

转诊	具体指征
初诊转诊	①血压显著升高至 ≥ 180/110 mmHg，经短期处理仍无法控制 ②怀疑新出现心、脑、肾并发症或其他严重临床情况 ③妊娠和哺乳期女性 ④发病年龄＜30岁 ⑤伴蛋白尿或血尿 ⑥有非利尿剂或小剂量利尿剂引起的低血钾（血钾＜3.5 mmol/L） ⑦阵发性血压升高，伴头痛、心慌、多汗

转诊	具体指征
初诊转诊	⑧双上肢收缩压差异＞20 mmHg ⑨因诊断需要到上级医院进一步检查
随访转诊	①至少足量使用3种降压药物（包括1种利尿剂），血压仍未达标 ②血压明显波动并难以控制 ③发现可能与降压药物相关且难以处理的不良反应 ④随访过程中发现严重临床疾病或心、脑、肾损害而难以处理
紧急转诊	①意识丧失或模糊 ②血压≥180/110 mmHg伴剧烈头痛、呕吐，或突发言语障碍和（或）肢体瘫痪 ③血压显著升高伴持续性胸背部剧烈疼痛 ④血压升高伴下肢水肿、呼吸困难，或不能平卧 ⑤胸闷、胸痛持续至少10 min，伴大汗，心电图示至少两个导联ST段抬高，应以最快速度转诊。确诊为急性ST段抬高型心肌梗死后，考虑溶栓或行急诊冠状动脉介入治疗 ⑥其他影响生命体征的严重情况，如意识淡漠伴血压过低或测不出、心率过慢或过快、突发全身严重过敏反应等

十三、高血压典型案例

患者男性，65岁，发现高血压2年余，间断咳嗽半年。2年多以前体检时发现高血压，最高血压170/105 mmHg，无头晕、头痛等不适，未重视。半年前经朋友推荐，开始口服卡托普利12.5 mg qd，自诉血压控制可。半年前出现间断咳嗽，为进一步诊疗来全科门诊。既往有高血压家族史，父亲45岁时因高血压并发脑出血去世。平素喜食高盐食物，运动较少，睡眠尚可。吸烟30余年，每日约20支，少量饮酒。体格检查：血压160/90 mmHg，心率88次/分，律齐，余无异常。血常规、尿常规、血糖、血脂未见明显异常。血尿酸440 μmol/L。

案例分析：患者原发性高血压可能性大，考虑遗传因素（家族史）和生活方式因素（高盐饮食、缺乏运动、吸烟、饮酒）共同作用。最高血压170/105 mmHg，为2级高血压。患者有3个以上危险因素（年龄＞55岁，吸烟，早发心血管疾病家族史，高尿酸血症，心率增快），心血管风险分层为高危。

间断咳嗽可能与服用卡托普利有关。卡托普利是ACEI，常见副作用包括刺激性干咳。

治疗方案建议如下：

1. 调整降压药物：建议停用卡托普利，可改用ARB（如厄贝沙坦或缬沙坦），必要时联合美托洛尔缓释片，逐步达到降压目标（<140/90 mmHg；如可耐受，可降至<130/80 mmHg）。

2. 生活方式干预

- 低盐饮食：每日食盐摄入量不超过5 g。
- 增加运动：鼓励进行规律的有氧运动，如快走、慢跑、游泳等，每周至少150 min。
- 戒烟限酒：立即开始戒烟计划，并逐步减少酒精摄入，直至戒除。

3. 监测与管理

- 定期监测血压，根据血压情况调整药物剂量和种类。
- 定期复查血常规、尿常规、血糖、血脂、肝肾功能等指标。
- 注意观察咳嗽症状是否缓解，如持续存在需排除其他原因。

4. 针对高尿酸血症：可先通过生活方式干预（如低嘌呤饮食、多饮水）尝试降低尿酸水平。如尿酸持续升高或出现痛风症状，可考虑药物治疗。

5. 健康教育：建议患者定期参加高血压健康教育活动，提高对疾病的认识和管理能力。鼓励家庭成员参与患者的健康管理过程，提供必要的支持和监督。

参考文献

[1] 中国高血压防治指南修订委员会，高血压联盟（中国），中国医疗保健国际交流促进会高血压病学分会，等. 中国高血压防治指南（2024年修订版）. 中华高血压杂志（中英文），2024，32（7）：603-700.

[2] 周冰青，邹雪，杨立. 高血压精准化诊疗中国专家共识（2024）. 中华高血压杂志，2024，32（6）：505-519.

[3] 林果为，王吉耀，葛均波. 实用内科学. 15版. 北京：人民卫生出版社，2017.

[4] 中华医学会，心血管系统疾病基层诊疗指南编写专家组. 高血压基层诊疗指南（2019年）. 中华全科医师杂志. 2019，18（4）：1-44.

[5] 国家心血管病中心，国家基本公共卫生服务项目基层高血压管理办公室，国家基层高血压管理专家委员会. 国家基层高血压防治管理指南2020年. 中国医学前沿杂志（电子版），2021，13（4）：26-37.

[6] 孙恕，易松. 2023年《中国高血压防治指南》更新临床实践. 心电与循环，2023，42（3）：203-206.

[7] 高血压心率管理多学科共识组. 中国高血压患者心率管理多学科专家共识（2021年版）. 中国全科医学，2021，24（20）：2501-2507，2519.

[8] Cook NR, Cutler JA, Obarzanek E, et al. Long term effects of dietary sodium reduction on cardiovascular disease outcomes: observational follow-up of the trials of hypertension prevention (TOHP). BMJ, 2007, 334 (7599): 885-888.

[9] Heidenreich PA, Bozkurt B, Aguilar D, et al. 2022 AHA/ACC/HFSA guideline for the management of heart failure: a report of the American College of Cardiology/American Heart Association Joint Committee on Clinical Practice Guidelines. Circulation, 145(8): e895-e1032.

血脂异常

一、血脂异常的定义和分类

- 定义：血脂是指血清中的胆固醇、甘油三酯和类脂（如磷脂）等的总称。血脂异常通常指血清中胆固醇和（或）甘油三酯水平升高，俗称高脂血症。
- 分类
  病因分类：见表3-1。

表3-1 血脂异常的病因分类

继发性高脂血症	原发性高脂血症
是指由其他疾病所引起的血脂异常 • 肥胖 • 糖尿病 • 肾病综合征 • 甲状腺功能减退症 • 肾衰竭 • 肝病	由单一基因或多个基因突变所致。多具有家族聚集性，有明显的遗传倾向，特别是单一基因突变者，故临床上通常称为家族性高脂血症

临床分类：①高胆固醇血症（单纯胆固醇升高）；②高甘油三酯血症（单纯甘油三酯升高）；③混合型高脂血症（总胆固醇和甘油三酯均升高）；④低高密度脂蛋白胆固醇血症（高密度脂蛋白胆固醇偏低）。

二、血脂异常的筛查

血脂筛查有利于尽早发现血脂异常人群，指导动脉粥样硬化性心血管疾病（ASCVD）风险评估与干预治疗。

筛查频率建议：①对于普通人群，建议<40岁成年人每2~5年进行1次血脂检测（包括总胆固醇、低密度脂蛋白胆固

醇、高密度脂蛋白胆固醇和甘油三酯）；②≥40岁成年人应至少每年进行1次血脂检测。

血脂检查的重点人群

- 有ASCVD病史者。
- 存在多项ASCVD危险因素（如高血压、糖尿病、肥胖、吸烟）的人群。
- 有早发ASCVD家族史者（指男性一级亲属在55岁前或女性一级亲属在65岁前患ASCVD），或有家族性高脂血症的患者。
- 皮肤或肌腱黄色瘤及跟腱增厚者。

三、血脂异常的分层标准（表3-2）

一级预防是预防动脉粥样硬化性心血管疾病（ASCVD）的发生，二级预防是改善ASCVD的预后。血脂异常的主要危害是增加ASCVD的发病风险。

表3-2　中国ASCVD一级预防低危人群（非糖尿病患者）主要血脂指标的参考标准

分层	TC	LDL-C	HDL-C	TG	非-HDL-C	Lp(a)
理想水平	—	<2.6	—	—	<3.4	—
合适水平	<5.2	<3.4	—	<1.7	<4.1	<300
边缘升高	≥5.2且<6.2	≥3.4且<4.1	—	≥1.7且<2.3	≥4.1且<4.9	—
升高	≥6.2	≥4.1	—	≥2.3	≥4.9	≥300
降低	—	—	<1.0	—	—	—

注：ASCVD，动脉粥样硬化性心血管疾病；TC，总胆固醇；LDL-C，低密度脂蛋白胆固醇；HDL-C，高密度脂蛋白胆固醇；非-HDL-C，非高密度脂蛋白胆固醇；TG，甘油三酯；Lp（a），脂蛋白（a）。
LDL-C参考标准仅针对ASCVD一级预防低危人群（非糖尿病患者）。表中所列数值是干预前空腹12 h测定的血脂水平。Lp（a）单位为mg/L，余均为mmol/L。
注意：当TG>5.6 mmol/L时，有诱发急性胰腺炎的风险。

四、基于危险分层的动脉粥样硬化性心血管疾病患者血脂控制目标（表3-3）

- LDL-C是防控动脉粥样硬化性心血管疾病（ASCVD）的首要干预靶点，非HDL-C可作为**次要干预靶点**。

严重ASCVD事件

- 近期急性冠脉综合征（ACS）病史（<1年）。
- 既往心肌梗死病史（除上述ACS外）。
- 缺血性脑卒中史。
- 有症状的周围血管病变，既往接受过血运重建或截肢手术。

高危因素

- LDL-C≤1.8 mmol/L，再次发生严重的ASCVD事件。
- 早发冠心病（男<55岁，女<65岁）。
- 家族性高胆固醇血症或基线LDL-C≥4.9 mmol/L。
- 既往冠状动脉旁路移植术（CABG）或经皮冠状动脉介入（PCI）治疗史。
- 糖尿病。
- 高血压。
- CKD 3～4期。
- 吸烟。

表3-3　血脂异常者的ASCVD危险分层和血脂控制目标

危险分层	疾病或危险因素	血脂目标（mmol/L）	
		LDL-C	非HDL-C
超高危	发生过≥2次严重ASCVD事件或发生过1次严重ASCVD事件，且合并≥2个危险因素	<1.4且较基线降低>50%	<2.2
极高危	急性冠脉综合征、稳定性冠心病、血运重建术后、缺血性脑卒中、短暂性脑缺血发作、外周动脉粥样硬化性疾病等不符合超高危标准的其他ASCVD患者	<1.8且较基线降低>50%	<2.6

续表

危险分层	疾病或危险因素	血脂目标（mmol/L）	
		LDL-C	非 HDL-C
中、高危	• LDL-C ≥ 4.9 mmol/L 或 TC ≥ 7.2 mmol/L • 糖尿病患者 ≥ 40岁 • CKD 3～4期 • 高血压合并以下 ≥ 1个危险因素： 　✓ 吸烟 　✓ 年龄（男性 ≥ 45岁，女性 ≥ 55岁） 　✓ HDL-C < 1.0 mmol/L	<2.6	<3.4
低危	具有以下 ≤ 1个危险因素： • 高血压 • 吸烟 • 年龄（男性 ≥ 45岁，女性 ≥ 55岁） • HDL-C < 1.0 mmol/L	<3.4	<4.1

注：ASCVD，动脉粥样硬化性心血管疾病；LDL-C，低密度脂蛋白胆固醇；TC，总胆固醇；CKD，慢性肾病；HDL-C，高密度脂蛋白胆固醇。

危险因素的水平均为干预前水平。危险因素包括吸烟、低HDL-C、年龄 ≥ 45/55岁（男性/女性）；<40岁的糖尿病患者危险分层参见特殊人群糖尿病部分。在临床实践中判断患者LDL-C控制水平时应参照ASCVD总体发病风险。

五、血脂异常的治疗药物（表3-4至表3-6）

表3-4 不同类型降脂药物的使用要点及作用机制

药物类型	推荐剂量	适应证与禁忌证	不良反应	作用机制
他汀类	**高强度（LDL-C降幅≥50%）** 阿托伐他汀40～80 mg/d* 瑞舒伐他汀20 mg/d 中等强度（LDL-C降幅25%～<50%） 阿托伐他汀10～20 mg/d 瑞舒伐他汀5～10 mg/d 氟伐他汀80 mg/d 洛伐他汀40 mg/d 匹伐他汀1～4 mg/d 普伐他汀40 mg/d 辛伐他汀20～40 mg/d 血脂康1.2 g/d	适应证：高胆固醇血症、混合型高脂血症、ASCVD患者 禁忌证：胆汁淤积、活动性肝病、失代偿性肝硬化、不明原因持续性肝功能异常、妊娠期和哺乳期	肝转氨酶升高、肌痛、肌炎、横纹肌溶解、头痛、失眠、抑郁、消化不良、腹泻、腹痛、恶心等消化道症状、新发糖尿病	抑制TC的合成，TC↓↓、LDL-C↓↓、TG↓、HDL-C↑

续表

药物类型	推荐剂量	适应证与禁忌证	不良反应	作用机制
贝特类	非诺贝特 0.2~0.3 g/d 苯扎贝特 0.6 g/d 吉非贝齐 1.2 g/d	适应证：高甘油三酯血症、低高密度脂蛋白血症，以甘油三酯升高为主的混合型高脂血症 禁忌证：活动性肝病，包括原发性胆汁性肝硬化及不明原因持续性肝功能异常；胆囊疾病；严重肾功能受损，包括透析患者；妊娠期和哺乳期	肝转氨酶升高、肌病，肾毒性	激活PPARα和激活LPL，TG↓↓、HDL-C↑
胆固醇吸收抑制剂	依折麦布 10 mg/d	适应证：高胆固醇血症；对于混合型高脂血症，可与他汀类联用 禁忌证：妊娠期和哺乳期	头痛、恶心等消化道症状	抑制TC吸收，TC↓↓、LDL-C↓↓
PCSK9 抑制剂	依洛尤单抗 140 mg q2w 皮下注射 阿利西尤单抗 75 mg q2w 皮下注射	适应证：成人或12岁以上青少年的纯合子型家族性高胆固醇血症，成人ASCVD患者 禁忌证：对本药物有严重过敏反应史	过敏、注射部位反应、糖尿病、上呼吸道感染、鼻咽炎等	阻止LDLR降解，促进DL-C的清除，LDL-C↓↓
抗炎症、抗氧化类	普罗布考 1.0 g/d	适应证：家族性高胆固醇血症 禁忌证：室性心律失常，QT延长，低血钾	胃肠道反应、头晕等、QT延长	降低TC的合成，促进其分解、调节HDL-C，TC↓、LDL-C↓

注：HDL-C，高密度脂蛋白胆固醇；LDL-C，低密度脂蛋白胆固醇；LDLR，低密度脂蛋白受体；LPL，脂蛋白脂酶；PCSK9，前蛋白转化酶枯草溶菌素9；PPAR，过氧化物酶体增殖物激活受体；TC，总胆固醇；TG，甘油三酯。
*阿托伐他汀80 mg/d在国人中的使用经验不足，请谨慎使用。

表3-5 他汀类药物的药理特性

药物名称	代谢	参与肝代谢的同工酶	亲水性他汀	亲脂性他汀	半衰期	服用时间
瑞舒伐他汀	约10%肝代谢	CYP2C9	是	是	较长	任意时间，不受食物影响
阿托伐他汀	肝代谢	CYP3A4	—	是	较长	任意时间，不受食物影响
辛伐他汀	肝代谢	CYP3A4	—	是	较短	晚间服用，与食物同服容易吸收
普伐他汀	肝代谢	CYP3A4（极少）	是	—	较短	晚间服用，与食物同服容易吸收
洛伐他汀	肝代谢	CYP3A4	—	是	较短	晚间服用，与食物同服容易吸收
氟伐他汀	肝代谢	CYP2C9	—	是	较短	晚间服用，不受食物影响
匹伐他汀	很少肝代谢	CYP2C9（极少）	—	是	较长	任意时间，不受食物影响

注：他汀类药物常见的不良反应包括肝功能异常、肌损害等。

他汀类药物治疗原则

- 他汀类药物的心血管获益源于LDL-C水平的降低，且与降幅正相关。
- 他汀类药物的选择应根据患者个体的特征综合考虑，包括药物种类、药物剂量、临床状况、合并用药、药物耐受和药物成本等。
- 他汀类药物可在任何时间服用，但胆固醇在夜间合成，因此建议尽量睡前服用。
- 应用亲脂性他汀出现不耐受可换用亲水性他汀，亲水性他汀相互作用小，不良反应轻。

表3-6　他汀类药物相关的不良反应及应对策略

	临床表现	应对策略
肝功能异常	转氨酶升高	• 他汀类药物治疗开始后每4~8周复查肝功能，如无异常，则逐步调整为每6~12个月复查1次 • 肝酶升高达ULN的3倍以上及合并总胆红素升高的患者，应减量或停药
肌肉不良反应	肌痛、肌炎和横纹肌溶解	• CK<4倍ULN者，若没有症状，可继续服药并密切监测，调整剂量或可更改为水溶性他汀类药物；CK≥10倍ULN，应停药，给予水化
新发糖尿病	—	• 他汀类药物对心血管疾病的总体益处远大于新增糖尿病的危险，**应坚持服用**

注：CK，肌酸激酶；ULN，健康人群高限。

他汀类药物不耐受的诊断标准：①临床表现：主观症状和（或）客观血液检查不正常；②不能耐受≥2种他汀类药物，其中一种他汀类药物的使用剂量为最小剂量；③存在因果关系；④排除其他原因。

六、降脂药物治疗策略

推荐的降脂达标策略

- 生活方式干预是降脂治疗的基础。
- 将中等强度他汀类药物作为降脂达标的起始治疗。
- 中等强度他汀类药物治疗LDL-C不能达标者，可联合胆固醇吸收抑制剂治疗。
- 中等强度他汀类药物联合胆固醇吸收抑制剂治疗后LDL-C仍不能达标者，可联合前蛋白转化酶枯草溶菌素9（PCSK9）抑制剂治疗。
- 基线LDL-C水平较高[①]且预计他汀类药物联合胆固醇吸收抑制剂治疗难以达标的超高危患者，可直接启动他汀类药物联合PCSK9抑制剂治疗。
- 不能耐受他汀类药物的患者，应考虑使用胆固醇吸收抑制剂或PCSK9抑制剂治疗。

---

① 服用他汀类药物者LDL-C≥2.6 mmol/L，未服用他汀类药物者LDL-C≥4.9 mmol/L。

降脂药物联合治疗策略见表3-7。

表3-7　降脂药物联合治疗策略

适用情况	联合策略	血脂降幅或MACE	安全性关注点
单药治疗LDL-C不达标	他汀类药物+胆固醇吸收抑制剂	LDL-C降幅50%～60%	常规监测
单药治疗LDL-C不达标	他汀类药物+PCSK9抑制剂	LDL-C降幅≈75%	常规监测
双联治疗LDL-C不达标	他汀类药物+胆固醇吸收抑制剂+PCSK9抑制剂	LDL-C降幅≈85%	常规监测
LDL-C达标、TG 2.3～5.7 mmol/L	他汀类药物+非诺贝特	MACE风险降低	肾功能、心房颤动、出血

注：MACE，主要不良心血管事件；PCSK9，前蛋白转化酶枯草溶菌素9。
部分不常用的降脂药物联合策略未列举，可以参考《中国血脂管理指南（2023年）》。

七、特殊人群的血脂管理（表3-8）

表3-8　特殊人群的血脂管理

疾病	降脂策略
高血压	• 高血压根据危险分层，确定高血压个体相应的LDL-C目标值，予以积极降胆固醇治疗
糖尿病	• 糖尿病合并ASCVD的患者LDL-C<1.4 mmol/L • ASCVD风险为高危的糖尿病患者LDL-C<1.8 mmol/L • ASCVD风险为中、低危的糖尿病患者LDL-C<2.6 mmol/L
慢性肾病	• 对于非透析依赖的CKD 3～5期患者，建议给予他汀类药物或他汀类药物联合胆固醇吸收抑制剂治疗 • 对于已接受他汀类药物或他汀类药物联合胆固醇吸收抑制剂治疗的ASCVD合并CKD 3～5期的患者，开始接受透析治疗时可继续使用这些药物 • 对于依赖透析的非ASCVD患者，不建议使用他汀类药物
脑卒中	• 对于动脉粥样硬化性缺血性脑卒中或TIA合并明确CAD或PAD的患者，LDL-C<1.4 mmol/L • 对于单纯动脉粥样硬化性缺血性脑卒中或TIA患者，LDL-C<2.6 mmol/L • 对于动脉粥样硬化性缺血性脑卒中或TIA患者，推荐首选他汀类药物治疗。如不达标，加用胆固醇吸收抑制剂；若仍不达标，加用PCSK9抑制剂

续表

疾病	降脂策略
75岁及以上老年人	• ≥75岁合并ASCVD的患者建议进行降脂治疗 • ≥75岁合并ASCVD的高危人群，需考虑共病、衰弱、预期寿命及患者意愿，如获益超过风险，建议启动他汀类药物进行一级预防 • ≥75岁的患者如存在潜在药物相互作用或肾功能损害，建议从低剂量他汀类药物开始；中等剂量治疗后仍不达标者，可联用胆固醇吸收抑制剂
妊娠	• 对于妊娠合并高脂血症的患者，通常不建议使用他汀类药物、胆固醇吸收抑制剂和PCSK9抑制剂；对于妊娠合并ACS的患者，可考虑使用胆酸螯合剂 • 对于家族性高胆固醇血症合并ASCVD的患者，可考虑使用血液净化治疗 • 对于严重高TG血症（>5.6 mmol/L）患者，可考虑使用高纯度ω-3脂肪酸
儿童及青少年	• 对于儿童血脂异常，生活方式+饮食干预是基础，每天进行1 h以上中等至高强度运动

注：ACS，急性冠脉综合征；ASCVD，动脉粥样硬化性心血管疾病；CAD，冠心病；CKD，慢性肾病；LDL-C，低密度脂蛋白胆固醇；PAD，外周动脉疾病；PCSK9，前蛋白转化酶枯草溶菌素9；TG，甘油三酯；TIA，短暂性脑缺血发作。

八、血脂异常患者的长期管理

降脂治疗后常规监测（表3-9）的目的：①观察是否达到降脂目标值；②了解药物的潜在不良反应。

表3-9 降脂治疗后的常规监测

患者特征	监测时间	监测指标
饮食控制等非药物治疗者	初始：3~6个月 达标后：6~12个月 长期达标后：12个月	血脂
首次服用降脂药物者	服药后：4~6周内 达标且无不良反应时：3~6个月	血脂、血糖、肝酶和肌酸激酶
药物治疗1~3个月后未达标者	调整剂量或联用不同作用机制的降脂药物：4~6周内	血脂、血糖、肝酶和肌酸激酶

超声显示颈动脉内膜中层厚度≥0.9 mm或存在颈动脉粥样硬化斑块，是ASCVD风险增强的因素之一。颈动脉彩超检查是基层可及的血脂异常者防治心血管疾病的手段，建议ASCVD患者和高危人群每年进行一次颈动脉彩超检查。定期

检查血脂是血脂异常和心血管病防治的重要措施。降脂达标后，应继续降脂治疗，尤其是ASCVD极高危患者。

九、血脂异常典型案例

患者男性，58岁，冠心病，陈旧性下壁心肌梗死，经皮冠脉介入术（PCI）后复诊。平素无明显胸痛等不适，长期口服瑞舒伐他汀10 mg qd，阿司匹林100 mg qd，比索洛尔5 mg qd。复查TC 3.68 mmol/L、LDL-C 2.45 mmol/L、HDL-C 0.97 mmol/L、TG 0.81 mmol/L，肝肾功能、心肌酶正常。吸烟，偶尔锻炼。

案例分析：患者有1次严重ASCVD事件（陈旧性下壁心肌梗死，PCI术后），合并两个高危因素（年龄>55岁、吸烟），ASCVD危险分层属于超高危，LDL-C目标值应<1.4 mmol/L。该患者虽口服瑞舒伐他汀，但此次复查血脂LDL-C 2.45 mmol/L，HDL-C 2.71 mmol/L，血脂控制未达标，需要调整治疗方案，具体如下：

1. 继续口服瑞舒伐他汀10 mg qd；

2. 加用依折麦布10 mg qd；

3. 低脂饮食；

4. 中等强度运动，每周5次，每次40~50分钟，运动期间注意有无胸痛等不适；

5. 戒烟；

6. 4~6周后复查肝功能、血脂、血糖、肌酶，注意观察有无肌痛等不良反应；

7. 加强健康教育，向患者普及冠心病、心肌梗死及PCI术后的相关知识，强调遵医嘱服药和改善生活方式的重要性。

参考文献

[1] 中国血脂管理指南修订联合专家委员会，王增武，李建军，等. 中国血脂管理指南（基层版2024年）. 中国全科医学，2024，27（20）：2429-2436.

[2] 中国成人血脂异常防治指南修订联合委员会. 中国成人血脂异常防治指南（2016年修订版）. 中国循环杂志, 2016, 31（10）: 937-953.

[3] 中华医学会, 中华医学会杂志社, 中华医学会全科医学分会, 等. 血脂异常基层诊疗指南（实践版·2019）. 中华全科医师杂志, 2019, 18（5）: 417-421.

[4] 中国血脂管理指南修订联合专家委员会. 中国血脂管理指南（2023年）. 中华心血管病杂志, 2023, 51（3）: 221-255.

[5] 中华医学会心血管病学分会. 中国心血管病一级预防指南. 中华心血管病杂志, 2020, 148（12）: 1000-1038.

[6] 浙江省预防医学会心脑血管病预防与控制专业委员会, 浙江省预防医学会慢性病预防与控制专业委员会. 血脂异常基层健康管理规范. 心脑血管病防治, 2021, 21（2）: 105-112.

[7] Wiggins BS, Saseen JJ, Page RL, et al. Recommendations for management of clinically significant drug-drug interactions with statins and select agents used in patients with cardiovascular disease: a scientific statement from the American Heart Association. Circulation, 2016, 134 (21): e468-e495.

[8] 刘梅林, 张雨濛, 付志方, 等. 老年人血脂异常管理中国专家共识. 中华内科杂志, 2022, 61（10）: 1095-1118.

[9] 张茂良, 段震文, 谢申猛, 等. 血脂康有效成分研究. 中国新药杂志, 1998, 7（3）: 213-214.

[10] 血脂康胶囊临床应用中国专家共识组, 刘梅林, 胡大一. 血脂康胶囊临床应用中国专家共识. 中华内科杂志, 2009, 48（2）: 171-174.

[11] Feng Y, Xu H, Chen K, et al. Natural polypill Xuezhikang: its clinical benefit and potential multicomponent synergistic mechanisms of action in cardiovascular disease and other chronic conditions. J Altern Complement Med, 2012, 18 (4): 318-328.

[12] Feng D, Sun J, Sun R, et al. Isoflavones and phytosterols contained in Xuezhikang capsules modulate cholesterol homeostasis in high-fat diet mice. Acta Pharmacol Sin, 2015, 36 (12): 1462-1472.

[13] Feng D, Ge C, Tan Z, et al. Isoflavones enhance pharmacokinetic exposure of active lovastatin acid via the upregulation of carboxylesterase in high-fat diet mice after oral administration of Xuezhikang capsules. Acta Pharmacol Sin, 2018, 39 (11): 1804-1815.

支气管哮喘

一、支气管哮喘的定义和危险因素

定义

支气管哮喘（bronchial asthma，简称哮喘）是临床表现为反复发作的喘息、气短，伴或不伴胸闷或咳嗽等症状的常见慢性气道炎症性疾病，同时伴有气道高反应性和可变的气流受限。

危险因素

呼吸道感染： 病毒、细菌、支原体等。

室内变应原： 尘螨、家养宠物、真菌、蟑螂等。

职业性因素： 面粉加工、动物饲养、大棚种植及塑料、纤维、橡胶制造等行业。

食物/药物： 鱼、虾、蛋类、牛奶、阿司匹林、抗菌药等。

非变应原因素： 寒冷、运动、精神紧张、焦虑、过劳、香烟、厨房油烟、空气污染等。

二、支气管哮喘的临床表现及诊断标准

临床症状和体征

- 反复发作喘息、气促，伴或不伴胸闷或咳嗽，夜间及晨间多发。常与接触变应原、冷空气等物理性刺激、化学性刺激，以及上呼吸道感染、运动等有关。
- 发作时双肺可闻及散在或弥漫性哮鸣音，呼气相延长。
- 上述症状和体征可经治疗缓解或自行缓解。

可变气流受限的客观检查

- 支气管舒张试验阳性：吸入支气管舒张剂后，FEV_1（第1秒用力呼气容积）增加 > 12%，且 FEV_1 绝对值增加 > 200 ml。

- 支气管激发试验阳性：通常将吸入激发剂后FEV$_1$下降≥20%判断为阳性。
- PEF（呼气流量峰值）平均每日昼夜变异率>10%，或PEF周变异率>20%[①]。

- 符合哮喘的临床症状和体征
- 同时具备气流受限客观检查中的任意一条
- 并除外其他疾病所引起的喘息、气促、胸闷及咳嗽

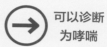

可以诊断为哮喘

特殊类型哮喘

包括咳嗽变异性哮喘（CVA）、胸闷变异性哮喘（CTVA）。以咳嗽或胸闷作为唯一或主要症状，无喘息、气促等典型哮喘的症状和体征，但存在气道高反应性，需除外其他疾病所引起的咳嗽。

CVA的临床特征

- CVA是慢性咳嗽的最常见病因。
- 主要表现为刺激性干咳，通常咳嗽比较剧烈，夜间及凌晨咳嗽为其重要特征。
- 感冒、冷空气、灰尘及油烟等容易诱发或加重咳嗽。

符合以下全部标准可确诊CVA

- 慢性咳嗽，常伴有明显的夜间刺激性咳嗽。
- 支气管激发试验阳性，或PEF平均每日昼夜变异率>10%，或支气管舒张试验阳性。
- 抗哮喘治疗有效。

---

① PEF平均每日昼夜变异率=至少连续7 d的每日PEF昼夜变异率之和/总天数

PEF周变异率=（2周内最高PEF值−最低PEF值）/〔（2周内最高PEF值+最低PEF值）×1/2〕×100%

CVA的诊断应根据症状和抗哮喘治疗的有效性综合分析；无条件进行支气管激发试验时，对可疑患者可给予抗哮喘治疗，咳嗽明显减轻或消失者可临床诊断为CVA。CVA的治疗原则与哮喘相同。

儿童哮喘

- 根据临床实践、我国儿童数据、相关指南，建议以 FEV_1<80%预计值、FEV_1/用力肺活量（FVC）<0.8作为判断儿童哮喘气流受限的重要指标。
- 若儿童反复咳嗽和（或）喘息，肺功能检查显示有阻塞性通气功能障碍，需结合病史尽早明确诊断，但是不能单纯以肺功能检查结果异常直接诊断哮喘。
- 疑诊哮喘的儿童出现肺通气功能降低时，应尽可能进行支气管舒张试验，评估气流受限的可逆性和严重程度。

三、支气管哮喘的诊断流程

哮喘的常规诊断流程见图4-1。不具备肺功能诊断条件的基层医疗机构，推荐使用呼气峰流速仪测量PEF（附录4-1），用于哮喘患者的诊断与监测。PEF平均每日昼夜变异率＞10%，或PEF周变异率＞20%，可诊断哮喘。对于已接受哮喘控制药物治疗的患者，需通过观察疗效（症状和肺功能）来明确诊断。

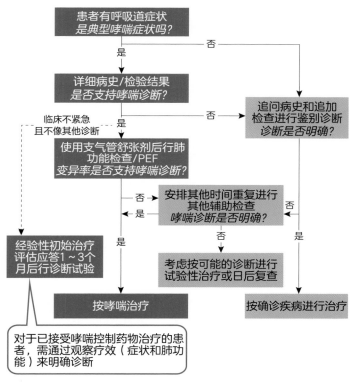

图4-1 哮喘诊断流程图

注：PEF，呼气流量峰值。

四、支气管哮喘筛查问卷（表4-1）

表4-1 欧盟呼吸健康调查（ECRHS）筛查问卷

选择适当的方框以回答问题，如果您不确定答案，选"否"		
1	在过去12个月中，您的胸部是否出现过喘息音或者哮鸣音？	否□	是□
	如果选"否"，继续回答第2题；如果选"是"，那么继续回答：		
	1.1. 出现上述喘息声音时您是否气短？	否□	是□
	1.2. 不感冒的时候，您是否出现过这种喘息音或者哮鸣音？	否□	是□
2	在过去12个月中，您是否曾因胸部压闷感而惊醒？	否□	是□

续表

	选择适当的方框以回答问题，如果您不确定答案，选"否"		
3	在过去12个月中，您是否因气短而惊醒？	否□	是□
4	在过去12个月中，您是否因咳嗽而惊醒？	否□	是□
5	在过去12个月中，您是否有过哮喘发作？	否□	是□
6	您现在是否使用治疗哮喘的药物（包括吸入剂、喷雾剂或药片）？	否□	是□
7	您有鼻部过敏么（包括花粉症）？	否□	是□
8	您的出生日期是哪天？	年	月 日
9	今天的日期是什么？	年	月 日
10	您的性别是什么？	男□	女□

注：问题1、1.1、1.2均回答"是"，或者问题2、3、4、5任何1项回答"是"，均应怀疑哮喘，建议到医院做进一步检查以确诊。

五、支气管哮喘的临床分期

根据临床表现，哮喘可分为急性发作期、慢性持续期和临床控制期（表4-2）。

表4-2　哮喘的临床分期

分期	特征
急性发作期	• 喘息、气促、咳嗽、胸闷等症状突然发生，或原有症状加重 • 以呼气流量降低为其特征 • 常因接触变应原、刺激物或呼吸道感染诱发
慢性持续期	• 每周均不同频度和（或）不同程度地出现哮喘症状
临床控制期	• 无哮喘症状4周以上，1年内无急性发作，肺功能稳定在个人最佳值的情况

六、支气管哮喘的病情评估

应从患者的哮喘临床控制水平、有无未来急性发作的危险因素、哮喘的过敏状态及触发因素、药物使用情况和合并症等方面对病情进行综合评估。

哮喘评估

患者的哮喘临床控制水平

- 根据患者的**症状、用药情况、肺功能检查结果**等复合指标将患者分为良好控制、部分控制和未控制，据此来确定治疗方案和调整控制用药（表4–3）。

表4–3 哮喘控制水平分级

哮喘症状控制		哮喘症状控制水平		
在过去的4周，患者是否有以下情况：		良好控制	部分控制	未控制
日间哮喘症状出现频率超过每周2次	是□ 否□			
由哮喘导致的夜间觉醒	是□ 否□	均无	1~2个	3~4个
症状缓解用药（SABA）超过每周2次	是□ 否□			
由哮喘导致的活动限制	是□ 否□			

注：SABA，短效β_2受体激动剂。

患者有无未来急性发作的危险因素

- 哮喘**未控制、持续接触过敏原**、有下文所述的**合并症、用药不规范、依从性差、过去一年中曾有过因哮喘急性发作而看急诊或住院的经历、过去一年中≥1次加重史、仅使用短效β_2受体激动剂（SABA）治疗[不适用任何吸入性糖皮质激素（ICS）]、过度使用SABA、社会经济问题、吸入器使用不正确、低FEV_1、吸烟等暴露和嗜酸性粒细胞增多**等，都是未来急性发作的危险因素。

哮喘的过敏状态及触发因素

- 大部分哮喘为**过敏性哮喘**，应**常规检测过敏原**以明确患者的过敏状态。

- 常见触发因素还包括**职业、环境、气候变化、药物和运动**等。

患者的药物使用情况

- 包括**速效支气管舒张剂的使用量、药物吸入技术、长期用药的依从性以及药物的不良反应**等，都要全面评估。

评估患者是否有合并症

- 包括**变应性鼻炎（过敏性鼻炎）、鼻窦炎、胃食管反流、肥胖、慢性阻塞性肺疾病、支气管扩张症、阻塞性睡眠呼吸暂停低通气综合征、抑郁和焦虑**等。

评估内容

- 临床控制水平。
- 有无未来急性发作的危险因素。
- 过敏状态及触发因素。
- 药物使用情况。
- 是否有合并症。

评估的主要方法

- **症状：**有无胸闷、气促、咳嗽、夜间憋醒。
- **肺功能：**肺通气功能指标FEV_1和PEF。
- **哮喘控制测试（ACT）问卷：**适用于基层，仅反映哮喘症状。
- **外周血嗜酸性粒细胞计数：**升高者可判定为嗜酸性粒细胞为主哮喘表型。
- **呼出气一氧化氮（FeNO）：**评估气道炎症类型和哮喘控制水平，预判ICS治疗反应。
- **痰嗜酸性粒细胞计数：**评估气道炎症和糖皮质激素治疗反应。
- **血清总IgE和过敏原特异性IgE：**可作为使用抗IgE单克隆抗体治疗的选择依据。
- **过敏原检测：**明确过敏因素，指导过敏原特异性治疗。

七、支气管哮喘的严重程度分级

初始治疗时对哮喘严重程度（表4–4和表4–5）的判断，对患者选择药物治疗方案十分重要。初始治疗后根据达到哮喘症状控制情况来进行哮喘控制水平分级（表4–3），有助于患者后续治疗方案的调整。

表4-4　哮喘病情严重程度分级

分级	临床特点
间歇状态 （第1级）	• 症状出现频率<每周1次 • 短暂出现 • 夜间哮喘症状出现频率 ≤ 每月2次 • FEV$_1$占预计值的比例 ≥80%或PEF ≥80%个人最佳值，PEF变异率<20%
轻度持续 （第2级）	• 症状出现频率 ≥每周1次，但<每日1次 • 可能影响活动和睡眠 • 夜间哮喘症状出现频率>每月2次，但<每周1次 • FEV$_1$占预计值的比例 ≥80%或PEF ≥80%个人最佳值，PEF变异率为20%～30% • 慢性持续期病情严重程度的分级
中度持续 （第3级）	• 每日有症状 • 影响活动和睡眠 • 夜间哮喘症状出现频率 ≥每周1次 • FEV$_1$占预计值的比例为60%～79%或PEF为60%～79%个人最佳值，PEF变异率>30%
重度持续 （第4级）	• 每日有症状 • 频繁出现 • 经常出现夜间哮喘症状 • 体力活动受限 • FEV$_1$占预计值的比例<60%或PEF<60%个人最佳值，PEF变异率>30%

注：FEV$_1$，第1秒用力呼气容积；PEF，呼气流量峰值。

表4-5　哮喘急性发作的严重程度分级

临床特点	轻度	中度	重度	危重
气短	步行、上楼时	稍事活动	休息时	休息时，明显
体位	可平卧	喜坐位	端坐呼吸	端坐呼吸或平卧
讲话方式	连续成句	单句	单词	不能讲话
精神状态	可有焦虑，尚安静	时有焦虑或烦躁	常有焦虑、烦躁	嗜睡或意识模糊

续表

临床特点	轻度	中度	重度	危重
出汗	无	有	大汗淋漓	大汗淋漓
呼吸频率	轻度增加	增加	常大于30次/分	常大于30次/分
辅助呼吸肌活动及三凹征	常无	可有	常有	胸腹矛盾呼吸
哮鸣音	散在，呼吸末期	响亮、弥散	响亮、弥散	减弱，乃至无
脉率（次/分）	<100	100~120	>120	脉率变慢或不规则
奇脉	无，<10 mmHg	可有，10~25 mmHg	常有，10~25 mmHg（成人）	无，提示呼吸肌疲劳
最初支气管舒张剂治疗后FEV_1占预计值的比例或PEF达到个人最佳值的比例	>80%	60%~80%	<60%或100 L/min，或作用时间<2 h	无法完成检测
PaO_2（吸空气，mmHg）	正常	≥60	<60	<60
$PaCO_2$（mmHg）	<45	≤45	>45	>45
SaO_2（吸空气，%）	>95	91~95	≤90	≤90
pH	正常	正常	正常或降低	降低

注：只要符合某一严重程度的指标≥4项，即可提示为该级别的急性发作。FEV_1，第1秒用力呼气容积；PEF，呼气流量峰值；PaO_2，动脉血氧分压；$PaCO_2$，动脉血二氧化碳分压；SaO_2，动脉血氧饱和度。

轻度哮喘：初诊病情严重程度分级包括第1级和第2级，或按照GINA第1级和第2级治疗药物能达到控制者。

轻度哮喘并不意味着急性发作风险低，有30%的哮喘急性发作或者哮喘所致的死亡均发生在所谓的"轻度哮喘"患者中。

八、支气管哮喘急性发作期的处理（图4-2）

轻中度哮喘急性发作的处理

- 增加控制药物（如ICS）的剂量，可直接增加吸入1~2吸布地奈德福莫特罗（规格160 μg/4.5 μg），不超过8吸/日。

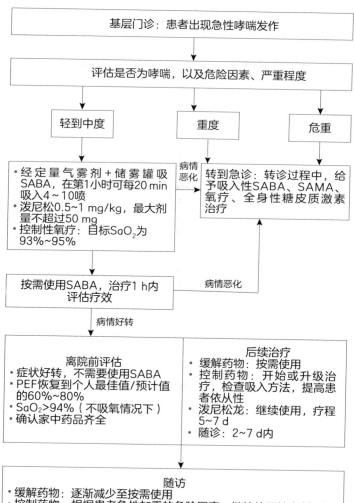

基层门诊：患者出现急性哮喘发作

评估是否为哮喘，以及危险因素、严重程度

轻到中度　　重度　　危重

- 经定量气雾剂 + 储雾罐吸 SABA，在第1小时可每20 min 吸入4～10喷
- 泼尼松0.5~1 mg/kg，最大剂量不超过50 mg
- 控制性氧疗：目标SaO$_2$为93%~95%

病情恶化 →

转到急诊：转诊过程中，给予吸入性SABA、SAMA、氧疗、全身性糖皮质激素治疗

按需使用SABA，治疗1 h内评估疗效

病情恶化

病情好转 ↓

离院前评估
- 症状好转，不需要使用SABA
- PEF恢复到个人最佳值/预计值的60%~80%
- SaO$_2$>94%（不吸氧情况下）
- 确认家中药品齐全

后续治疗
- 缓解药物：按需使用
- 控制药物：开始或升级治疗，检查吸入方法，提高患者依从性
- 泼尼松龙：继续使用，疗程5~7 d
- 随诊：2~7 d内

随访
- 缓解药物：逐渐减少至按需使用
- 控制药物：根据患者急性加重的危险因素，继续使用较高剂量控制药物1~2周或3个月
- 危险因素：核查及纠正可能导致急性加重的可逆危险因素，包括药物吸入方法和患者依从性
- 行动计划：是否理解、是否正确使用、是否需要调整

图4-2　哮喘急性发作管理流程

注：ICS，吸入性糖皮质激素；SABA，短效β$_2$受体激动剂；SAMA：抗胆碱能药物；PEF，呼气流量峰值；SaO$_2$，动脉血氧饱和度。

- 泼尼松0.5～1.0 mg/kg或等效剂量的其他口服激素，治疗5～7 d。

后续处理：若治疗1～2 d后反应不佳，应及时进行肺功能检查等评估病情。

门诊处理后，即使患者症状缓解，也建议做肺功能检查进行病情评估。

中重度哮喘急性发作的处理

- 门诊处理后，评估病情，必要时尽快住院治疗。

九、支气管哮喘慢性持续期的管理——评估-调整-复查循环（图4-3）

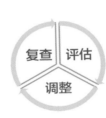

复查：
- 症状
- 急性加重
- 药物副作用
- 肺功能
- 合并症
- 患者（和家长）满意度

评估：
- 必要时确认诊断
- 症状控制及可逆的危险因素
- 合并症
- 吸入技术和依从性
- 患者（和家长）的偏好和目标

调整：
- 可逆的危险因素和合并症的治疗
- 非药物治疗策略
- 哮喘药物（向下／向上调整路径）
- 教育及技能培训

图4-3　哮喘慢性持续期管理的评估-调整-复查循环

评估

评估患者的症状控制及其病情恶化、肺功能下降和药物不良反应的危险因素，特别注意吸入技术和依从性。评估共病和患者的目标与偏好。如果尚未确诊，则需确认哮喘的诊断。

调整

根据这些评估，调整患者的管理方法，包括治疗可改变的危险因素和共病、相关非药物策略、教育和技能培训以及必要的药物调整。对于成人和青少年，所有步骤的首选控制药物和缓解药物治疗是联合ICS–福莫特罗。

复查

根据治疗目标对患者进行复查，重新评估影响症状的因素、不良结局风险和患者满意度，需要时安排进一步的检查，重新调整治疗方案。

十、支气管哮喘慢性持续期的管理——成人或12岁以上青少年长期治疗方案

在整个哮喘治疗过程中，需要连续对患者进行评估、调整用药并观察治疗反应。控制药物的升降级应按照阶梯式方案选择（图4-4）。哮喘控制维持至少3个月后可以考虑降级治疗，以找到维持哮喘控制的最低有效治疗级别。如果患者多次按需使用SABA，提示该患者要重新评估分级，可能需要升级治疗。

十一、支气管哮喘慢性持续期的管理——哮喘控制测试问卷及其评分标准（表4-6）

表4-6　ACT问卷及其评分标准

问题	1	2	3	4	5
过去4周内，在工作、学习或家中，哮喘妨碍您进行日常活动的频度如何？	所有时间	大多数时间	有些时候	极少时候	没有
过去4周内，您有多少次呼吸困难？	每天不止1次	每天1次	每周3~6次	每周1~2次	完全没有
过去4周内，因为哮喘症状（喘息、咳嗽、呼吸困难、胸闷或疼痛），您在夜间醒来或早上比平时早醒的频度如何？	每周4个晚上或更多	每周2~3个晚上	每周1次	1~2次	没有
过去4周内，您有多少次使用急救药物（如沙丁胺醇）治疗？	每天3次以上	每天1~2次	每周2~3次	每周1次或更少	没有
您如何评价过去4周内您的哮喘控制情况？	没有控制	控制很差	有所控制	控制良好	完全控制

注：评分方法如下。第一步，记录每个问题的得分；第二步，将每一题的分数相加得出总分；第三步，对照ACT评分的意义，20~25分代表哮喘控制良好，16~19分代表哮喘控制不佳，5~15分代表哮喘控制很差。

	第1级	第2级	第3级	第4级	第5级
路径1 首选的控制药物和缓解药物：与SABA相比，使用ICS-福莫特罗作为缓解药物可以降低哮喘恶化风险					
症状	症状少于每周4~5天		大部分天数都有症状，或每周有1次或以上由哮喘导致的夜醒	每天都有症状，或每周有1次或以上由哮喘导致的夜醒，或肺功能较差	严重难治性哮喘患者也可能需要短期应用OCS
治疗等级	第1~2级 按需使用低剂量ICS-福莫特罗		第3级 低剂量ICS-福莫特罗维持	第4级 中等剂量ICS-福莫特罗维持	第5级 联用LAMA，评估疾病表型。考虑使用高剂量ICS-福莫特罗维持，联用/不联用抗IgE、抗IL-5/抗IL-5受体、抗IL-4受体、抗TSLP
缓解药物：按需使用低剂量ICS+福莫特罗					
路径2 备选的控制药物：在考虑将SABA作为缓解药物之前，应确认患者能否依从每天使用控制药物					
症状	症状少于1个月2次	症状1个月两次或更多，但少于每周4~5天	大部分天数都有症状，或每周有1次或以上由哮喘导致的夜醒	每天都有症状，或每周有1次或以上由哮喘导致的夜醒，或肺功能较差	严重难治性哮喘患者也可能需要短期应用OCS
治疗等级	第1级 使用SABA时即联用ICS	第2级 低剂量ICS维持	第3级 低剂量ICS-LABA维持	第4级 中等剂量/高剂量ICS-LABA维持	第5级 联用LAMA，评估疾病表型。考虑使用高剂量ICS-LABA维持，联用/不联用抗IgE、抗IL-5/抗IL-5受体、抗IL-4受体、抗TSLP
缓解药物：按需使用SABA或ICS-SABA					
除两条路径外的其他控制选择	使用SABA时即联用低剂量ICS，或联合每日使用LTRA，或联用HDM SLIT	中剂量ICS，或联用LTRA，或联用HDM SLIT	联用LAMA或LTRA或用HDM SLIT，或转为使用高剂量ICS		联用阿奇霉素（成人）或LTRA。作为最后的治疗方案，可叠合使用低剂量OCS，但应考虑其不良反应

图4-4 哮喘患者长期（阶梯式）治疗方案

注：SABA是治疗任何年龄儿童哮喘急性发作的首选一线药物；早期应用大剂量ICS可能有助于急性发作的控制，可短期使用；ICS-LABA联合治疗是≥6岁儿童哮喘强化治疗或初始治疗控制不佳时的优选升级方案。SABA，短效β受体激动剂；LAMA，长效抗胆碱能药物；IgE，免疫球蛋白E；IL，白介素；LTRA，白三烯受体拮抗剂；HDM SLIT，尘螨小颗粒皮下舌下制剂脱敏治疗；TSLP，胸腺基质淋巴细胞生成素；OCS，口服糖皮质激素。

十二、支气管哮喘慢性持续期的管理——治疗药物

治疗哮喘的药物可以分为**控制药物**和**缓解药物**，以及**重度哮喘的附加治疗药物**。

- **控制药物：** 需要每天使用并长时间维持的药物。这些药物主要通过抗炎作用使哮喘维持临床控制（表4-7）。

表4-7　哮喘的控制药物

药物分类	药物名称及用法	不良反应
ICS	**倍氯米松** 气雾剂：①成人每次50～100 μg，3～4次/日，每日最大剂量 ≤ 1 000 μg；②儿童用量按年龄酌减，每日最大剂量 ≤ 400 μg 混悬液：①成人每次0.8 mg，1～2次/日②儿童每次0.4 mg，1～2次/日 **布地奈德** 气雾剂：①成人100～1600 μg/d，2次/日；②儿童100～800 μg/d，2次/日 混悬液：①起始：成人每次1～2 mg，2次/日；儿童每次0.5～1.0 mg，1～2次/日；②维持：成人每次0.5～1 mg，2次/日；儿童每次0.25～0.5 mg，1～2次/日 **氟替卡松** 气雾剂：①16岁以上人群：100～1000 μg/d，2次/日；②4～16岁儿童：50～250 μg/d，2次/日 混悬液：4～16岁儿童及青少年为每次1 mg，2次/日	局部不良反应：声音嘶哑、咽部不适和念珠菌感染 全身不良反应：长期高剂量ICS可导致皮肤淤斑、肾上腺皮质功能抑制、血糖异常和骨质疏松等
OCS	**泼尼松、泼尼松龙或甲泼尼龙：** 可用于重度哮喘的长期维持治疗，推荐泼尼松 ≤ 10 mg/d	可能会引起骨质疏松、高血压、糖尿病、下丘脑-垂体-肾上腺轴抑制、肥胖、白内障、青光眼、皮肤菲薄所致的皮纹和淤斑、肌无力等不良反应，长期使用应慎重

药物分类	药物名称及用法	不良反应
LTRA	**孟鲁司特：** 口服，成人每次10 mg，每天1次，睡前给药	极少数人可能出现神经、精神不良反应，如做噩梦、幻觉、失眠、易怒、抑郁、口吃、攻击性行为等。儿童及青少年患者应警惕严重精神事件的发生（自杀、做噩梦及行为异常）
ICS+LABA	**沙美特罗氟替卡松粉吸入剂**（规格：50 μg/100 μg、50 μg/250 μg和50 μg/500 μg）：①成人和青少年（≥12岁）：1吸/次，2次/日（根据哮喘症状选择合适的规格）；②儿童（4~11岁）：1吸/次，2次/日（使用50 μg/100 μg规格）	以局部不良反应为主，吸入后可能出现口咽部不适感、声音嘶哑、念珠菌感染、面部和口咽部水肿。全身不良反应少见，可能出现震颤、心律失常、心悸等
ICS+LABA	**布地奈德福莫特罗粉吸入剂**（规格：80 μg/4.5 μg、160 μg/4.5 μg和320 μg/9 μg）：①成人（≥18岁）：1~2吸/次，2次/日（160 μg/4.5 μg或320 μg/9 μg）；②青少年（12~17岁）：1~2吸/次，2次/日（80 μg/4.5 μg或160 μg/4.5 μg）；③儿童（6~11岁）：建议用80 μg/4.5 μg，1~2吸/次，2次/日；④160 μg/4.5 μg规格可作为缓解药物使用	常见不良反应为口咽部不适感、声音嘶哑、念珠菌感染、震颤、心悸等，偶有恶心、头晕、肌肉痉挛、躁动不安。妊娠及哺乳期妇女慎用
ICS+LABA	**倍氯米松福莫特罗气雾剂**（规格：100 μg/6 μg）：成人（≥18岁）1~2揿/次，2次/日，每日最大剂量为4揿	可出现口咽部不适感、声音嘶哑、念珠菌感染等局部不良反应。不推荐18岁以下儿童及青少年使用
LAMA	**噻托溴铵干粉剂：** 成人每次18 μg，1次/日，吸入给药在ICS-LABA基础上使用LAMA	不良反应少见，偶有口干、咽干、恶心、声音嘶哑、头晕、心率增加、视物模糊、青光眼、排尿困难、便秘、尿潴留、血管性水肿、皮疹、风疹和皮肤瘙痒等。妊娠早期妇女慎用

注：ICS，吸入性糖皮质激素；OCS，口服糖皮质激素；LTRA，白三烯受体拮抗剂；LABA，长效β₂受体激动剂；LAMA，长效抗胆碱能药物。

- **缓解药物：** 又称急救药物。这些药物在有症状时按需使用，通过迅速解除支气管痉挛缓解哮喘症状（表4-8）。
- **重度哮喘的附加治疗药物：主要为生物靶向药物。** 例如，抗IgE单克隆抗体药物奥马珠单抗，抗白介素5（IL-5）单克隆抗体药物美泊利单抗，抗IL-5受体的单克隆抗体药物贝那利单抗，抗白介素4（IL-4）受体的单克隆抗体药物杜普利尤单抗。如仍不能控制，推荐使用大环内酯类药物。

成年和青少年（12岁及以上）以及儿童（6～11岁）患者临床上常用的ICS每日使用剂量见表4-9和表4-10。

表4-8　哮喘的缓解药物

药物分类	药物名称及用法	不良反应
短效β₂受体激动剂	**沙丁胺醇气雾剂**（每揿100 μg）：每次1～2揿。有症状时用，需要时可每4 h重复1次，但24 h内不宜超过6～8揿 雾化吸入：沙丁胺醇溶液，每次2.5 mg，或**特布他林**溶液，每次250 μg；用于急性发作，可重复使用，每4 h一次	常见不良反应有肌肉震颤（通常手部较为明显）、头痛、心动过速，大量使用时死亡率增加，应避免不同剂型β₂受体激动剂的叠加使用
	儿童：沙丁胺醇或特布他林。体重≤20 kg者，每次2.5 mg；体重>20 kg者，每次5 mg。第1小时可每20～30 min 1次，连用3次，根据病情每1～4 h重复1次，后根据治疗反应和病情逐渐延长给药间隔	
ICS-福莫特罗*	**福莫特罗-布地奈德** •干粉剂：每吸福莫特罗4.5 μg/布地奈德80～160 μg，1～2吸/次，每日2次 •定量气雾剂（氢氟烷）：每吸福莫特罗9 μg/布地奈德320 μg，1吸/次，每日2次	同ICS、长效β₂受体激动剂
	福莫特罗-丙酸倍氯米松：每喷福莫特罗6 μg/丙酸倍氯米松100 μg，1～2喷/次，每日2次	
糖皮质激素（口服给药）	**泼尼松、泼尼松龙或甲泼尼龙等**：根据急性发作严重程度选择剂量，推荐泼尼松每天0.5～1.0 mg/kg或等效剂量其他激素，5～7 d，症状减轻后减量或停药	口服或静脉使用糖皮质激素可能会引起骨质疏松、高血压、糖尿病、下丘脑-垂体-肾上腺轴抑制、肥胖、白内障、青光眼、皮肤菲薄所致的皮纹和淤斑、肌无力等不良反应。长期、大剂量使用尤其要预防其不良反应
糖皮质激素（静脉给药）	**琥珀酸氢化可的松**：400～1000 mg/d	
	甲泼尼龙：80～240 mg/d，分次给予	

注：*低剂量ICS-福莫特罗是成人和青少年哮喘的首选缓解药物，可在运动前以及过敏原暴露前使用。ICS，吸入性糖皮质激素。

表4-9　成年和青少年（12岁及以上）患者临床上常用的 ICS每日使用剂量

吸入性糖皮质激素（ICS）	每日ICS总体用量（μg）		
	低剂量	中剂量	高剂量
丙酸倍氯米松（pMDI，标准颗粒，HFA）	200～500	>500～1000	>1000
丙酸倍氯米松（pMDI，超细颗粒，HFA）	100～200	>200～400	>400
布地奈德（DPI）	200～400	>400～800	>800
环索奈德（pMDI，超细颗粒，HFA）	80～160	>160～320	>320
糠酸氟替卡松（DPI）	100		200
丙酸氟替卡松（DPI）	100～250	>250～500	>500
丙酸氟替卡松（pMDI，标准颗粒，HFA）	100～250	>250～500	>500
糠酸莫米松（DPI）	200		400
糠酸莫米松（pMDI，标准颗粒，HFA）	200～400		>400

注：pMDI，定量气雾吸入剂；HFA，氢氟烷烃抛射剂；DPI，干粉吸入剂。

表4-10　儿童（6～11岁）患者临床上常用的 ICS每日使用剂量

吸入性糖皮质激素（ICS）	每日ICS总体用量（mcg）		
	低剂量	中剂量	高剂量
丙酸倍氯米松（pMDI，标准颗粒，HFA）	100～200	>200～400	>400
丙酸倍氯米松（pMDI，超细颗粒，HFA）	50～100	>100～200	>200
布地奈德（DPI）	100～200	200～400	>400
布地奈德（混悬液）	250～500	>500～1000	>1000
环索奈德（pMDI，超细颗粒，HFA）	80	>80～160	>160
糠酸氟替卡松（DPI）	50		—
丙酸氟替卡松（DPI）	50～100	>100～200	>200
丙酸氟替卡松（pMDI，标准颗粒，HFA）	50～100	>100～200	>200
糠酸莫米松（pMDI，标准颗粒，HFA）	100		200

注：pMDI，定量气雾吸入剂；HFA，氢氟烷烃抛射剂；DPI，干粉吸入剂。

十三、支气管哮喘慢性持续期的管理——初始治疗

哮喘治疗的目标是控制症状，降低未来发作的风险。一旦确立了哮喘的诊断，尽早开始规律的控制治疗对于取得最佳的疗效至关重要。对于成年哮喘患者，初始治疗应根据患者的具体情况选择合适的级别；如果在两相邻级别之间，建议选择较高的级别，以保证初始治疗的成功率（表4-11）。

表4-11　哮喘的初始治疗

患者情况	治疗方案
所有患者	不推荐仅用SABA治疗（而无ICS）
哮喘症状不频繁，少于每月2次	·按需使用低剂量ICS+福莫特罗 ·其他选择包括使用SABA的同时使用ICS，联合或单独使用吸入剂
每月有2次或2次以上哮喘症状或需要缓解药物	·低剂量ICS，且按需使用SABA，或按需使用低剂量ICS+福莫特罗 ·其他选择包括LTRA（疗效低于ICS） ·使用SABA的同时使用ICS，联合或单独使用吸入剂。如果缓解药物使用的是SABA，需评估患者使用控制药物的依从性
大多数日子有哮喘症状；或每周有1次或1次以上因哮喘觉醒，尤其是存在任何危险因素时	·低剂量ICS+LABA作为维持治疗，如ICS+福莫特罗 ·按需使用SABA作为缓解治疗，同时联合ICS ·中剂量ICS及按需使用SABA
初始哮喘表现伴严重未控制的哮喘，或伴急性发作	·短期口服糖皮质激素及开始规律使用控制药物治疗 ·采用高剂量ICS或中剂量ICS+LABA

注：ICS，吸入性糖皮质激素；LABA，长效β_2受体激动剂；SABA，短效β_2受体激动剂；LTRA，白三烯受体拮抗剂。

十四、支气管哮喘慢性持续期的管理——治疗方案调整策略

哮喘治疗方案的调整策略主要是根据症状控制水平和危险

因素水平（主要包括肺功能受损的程度和哮喘急性发作史）等，按照哮喘阶梯式治疗方案进行升级或降级调整，以获得良好的症状控制并降低急性发作的风险。

升级治疗

条件

- 当前方案不能控制哮喘 [症状持续和（或）急性发作]。
- 频繁按需使用SABA。

排除/纠正影响因素

- 吸入方法错误。
- 依从性差。
- 持续暴露于触发因素。
- 合并症。
- 诊断错误等。

升级治疗方案

- 升级维持治疗：疾病无法控制+排除影响因素，选高一级治疗方案，2~3个月后评估。
- 短程加强治疗：出现短期症状加重时增加维持药物剂量1~2周。
- 日常调整治疗：在布地奈德+福莫特罗等每日维持用药的基础上，根据病情按需增加使用次数作为缓解治疗。

降级治疗

条件

- 症状维持≥3个月+肺功能维持平稳、正常状态。

原则

- 哮喘症状得到控制且肺功能稳定3个月以上。
- 选择适当时机，避开呼吸道感染、妊娠、旅行期等。
- 每3个月减少ICS剂量25%~50%。
- 密切观察（症状控制情况、PEF变化、危险因素等）+按期随访；一旦恶化，恢复原来治疗方案。

降级治疗方案

- 首先减少激素用量（口服或吸入）。
- 再减少使用次数（由每日2次减至每日1次）。

- 再减去与激素合用的控制药物，以最低剂量ICS维持治疗。
- 低剂量ICS维持治疗可降级为按需低剂量ICS-福莫特罗治疗。

十五、支气管哮喘患者的转诊指征

当患者出现图4-5中所示情况时，建议向综合医院呼吸专科转诊。

紧急转诊	·当哮喘患者出现中度及以上程度急性发作，经过紧急处理后症状无明显缓解时，应考虑紧急转诊
普通转诊	·因确诊或随访需求，需要进一步行特殊肺功能检查，如支气管激发试验 ·为明确过敏原，需要做过敏原皮肤试验或血清学检查 ·经过规范化治疗，哮喘仍然不能得到有效控制 ·存在多种合并症的患者等

图4-5　哮喘的转诊指征

十六、支气管哮喘患者的长期管理

- 定期根据评估的哮喘控制水平，调整长期治疗方案（降级治疗方案同前）。
  定期随访内容： 问卷调查、肺功能呼气流量峰值和治疗效果。
  随访频率： 初始治疗后每月复诊1次，病情稳定3个月后每3个月复诊1次，病情稳定1年后每6个月复诊1次。
- 注意预防：减少危险因素，如避免或减少接触过敏原、理化刺激物和上呼吸道感染等。
- 进行健康教育，有效控制环境，避免接触诱发因素。
哮喘患者的健康教育内容见图4-6。

• 熟悉哮喘急性发作先兆表现（咳嗽、喘息、气短、胸闷等）及相应处理（增加用药频次、用药剂量） • 了解哮喘的诱因（呼吸道感染、接触过敏原、空气污染、季节交替、ICS用药依从性差等）及避免诱因的方法 • 下述情况下应及时就诊： ✓ 当PEF<个人最佳值的60%，或者FEV$_1$<预计值的60% ✓ 增加用药频次或用药剂量48小时后，症状仍无改善	**学会在家中自行监测病情变化并进行评定** ✓ 呼气峰流速仪：PEF检查是一种实时监测哮喘的简单且有效的工具。在家监测PEF及日变异率可以评价哮喘控制情况（详见附录4-1） ✓ 哮喘日记：推荐患者在初始治疗期间每日早晚各做1次PEF测定，获得个人PEF最佳值，并书写以PEF记录表为主、附加症状和用药情况的哮喘日记

掌握正确的吸入技术，增加用药依从性

• 鼓励患者参与吸入装置的选择过程
• 在使用定量压力气雾剂时接上储雾罐可改善吸入效果，减少药物不良反应
• 为避免混淆，最好不要同时使用多种吸入装置
• 反复对患者进行吸入技术教育，让患者现场展示吸入装置的使用方法，而不是问患者是否会使用
• 医生应当以实物正确演示所选吸入装置的使用方法
• 再次核对患者的吸入方法，重点关注错误步骤，告知患者正确方法并演示2～3次。只有患者经过几次的吸入装置使用培训后仍不能掌握正确使用方法，才考虑更换装置
• 在初次培训后，错误的吸入方法经常在4～6周后再次出现，医生需要定期核对患者吸入装置的使用方法

图4-6 哮喘患者的健康教育

注：ICS，吸入性糖皮质激素；PEF，呼气流量峰值；FEV$_1$，第1秒用力呼气容积。

附录4-1 呼气流量峰值

呼气流量峰值（PEF）是反映呼吸功能的一项重要指标，是在吸气至肺总量后开始用力呼气时的最初阶段所测得的一项指标。该指标主要反映大气道阻塞程度。PEF昼夜波动率计算公式为：

PEF昼夜波动率=（日内最高PEF-日内最低PEF）/［1/2×（同日内最高PEF+最低PEF）］×100%

呼气峰流速仪操作

● 安装一次性口含器。

● 将指针拨到标尺"0"的位置。

● 深吸气。

● 将口含器放入口中，嘴唇包紧口含器，以最大力气和最快速度呼气。

● 记录指针所指数值。

● 重复以上动作3次，取3次测量中最高一次的数值。

● 将最高值与预计值比较，计算占预计值的百分率，即最高值/预计值×100%。

注意事项

● 用最大的力气和最快的速度呼气。

● 不要让空气从口含器旁漏走。

● 不要用舌头堵住部分口含器口。

监测最佳时间

● 建议每日早、晚各监测1次，每次测定3次，记录最高值。

● 如果每日只能监测1次，最好在每日早晨起床后，且固定在每次吸药前或者吸药后，这样监测的结果具有可比性，一旦出现变化，可被及时发现。

附录4-2 呼出气一氧化氮

呼出气一氧化氮（FeNO）是目前临床上广泛应用的一项无创气道炎症检测技术，可以作为气道炎症检测的初筛手段。FeNO水平升高提示嗜酸性粒细胞性气道炎症，具体检测结果和意义见附图。

FeNO正常参考值	• 健康儿童5~20 ppb（1×10^{-9}），成人5~25 ppb（1×10^{-9}）
FeNO结果解读	• FeNO 水平为 25 ~ 50 ppb 时提示嗜酸性粒细胞性气道炎症，>50 ppb 时存在嗜酸性粒细胞性气道炎症的可能性大 • FeNO>50 ppb 提示激素治疗效果好，<25 ppb 提示激素治疗反应性差
FeNO检测意义	• 连续测定、动态观察 FeNO 的变化其临床价值更大，尽可能在开始抗炎治疗前或调整治疗方案前获得基线 FeNO 的水平更为重要 • FeNO 与嗜酸性粒细胞性气道炎症关系密切。部分研究结果表明，根据 FeNO 检查结果调整治疗能够降低哮喘急性发作的风险 • 慢性咳嗽患者痰嗜酸性粒细胞增加和 FeNO 水平升高（大于 25 ppb）提示 CVA 的可能

附图　FeNO检测的结果和意义

注：CVA，咳嗽变异性哮喘。

附录4-3 常用药物吸入装置

类型		原理	颗粒直径	代表药物	给药效率	优缺点
干粉吸入剂（DPI）		患者主动吸入空气的动能分散药粒	0.5~3.0 μm	布地奈德福莫特罗、硫酸特布他林、布地奈德	在理想的吸气流速6L/min时，吸入肺部的药量可达到20%以上，显著高于MDI	设计时考虑了吸入量和肺部沉积率的关系，吸入治疗效果较好
定量气雾剂（MDI）	常规定量气雾剂（MDI）	液化气体在突然减压的瞬间急剧气化而将药物切割成微粒并分散在空气中	1.4~4.3 μm	倍氯米松气雾剂	上呼吸道遗留性沉积多，而沉积在下呼吸道又10%左右	MDI体积小且价格低，易为患者接受，吸入药物剂量的精确性较差，适用于年龄不小于6岁或7岁的能够配合的患者
	超细颗粒气雾剂（HFA-MDI）	将药物量于溶液中	1.3~1.4 μm	倍氯米松和福莫特罗联合制剂	肺内的沉积量可以提高到30%以上	降低了吸入激素的剂量，减少了激素引起的全身不良反应
	软雾气雾剂	不含喷射剂，内部弹簧产生动力的雾化药物	1.3~1.4 μm	异丙托溴铵吸入液	药物在肺部的沉积率可达39%	产生的气溶胶在空气中的运行速度较慢且保留时间较长，给患者提供了更长的吸入时间，启动雾化-吸入的协调性要求降低

参考文献

[1] 中华医学会呼吸病学分会哮喘学组. 支气管哮喘防治指南（2020年版）. 中华结核和呼吸杂志, 2020, 43（12）: 1023-1048.

[2] 中华儿科杂志编辑委员会, 中华医学会儿科学分会呼吸学组. 儿童支气管哮喘规范化诊治建议（2020年版）. 中华儿科杂志, 2020, 58（9）: 708-716.

[3] 中华医学会, 中华医学会杂志社, 中华医学会全科医学分会, 等. 支气管哮喘基层诊疗指南（实践版·2018年）. 中华全科医师杂志, 2018, 17（10）: 763-769.

[4] 中华医学会呼吸病学分会哮喘学组. 咳嗽的诊断与治疗指南（2021）. 中华结核和呼吸杂志, 2022, 45（1）: 13-46.

[5] 中华医学会, 中华医学会临床药学分会, 中华医学会杂志社, 等. 支气管哮喘基层合理用药指南. 中华全科医师杂志, 2020, 19（07）: 572-581.

[6] Kaplan A, van Boven JFM, Ryan D, et al. GINA 2020: Potential impacts, opportunities, and challenges for primary care. The Journal of Allergy and Clinical Immunology: In Practice, 2021, 9(4): 1516-1519.

[7] 费霞, 张雪, 张旻, 等. 呼气峰流速仪在哮喘诊治中的应用价值. 上海医药, 2017, 40（2）: 126-128.

[8] de Marco R, Zanolin ME. Accordini S, et al. A new questionnaire for the repeat of the first stage of the European Community Respiratory Health Survey: a pilot study. Eur Respir J, 1999, 14(5): 1044-1048.

[9] Global Initiative for Asthma. Global Strategy for Asthma Management and Prevention. (2023-06-23). www.ginaasthma.org.

[10] 中华医学会呼吸病学分会哮喘学组, 中华医学会全科医学分会. 中国支气管哮喘防治指南（基层版）. 中国实用内科杂志, 2013, 33（08）: 615-622.

[11] 殷勇, 卢燕鸣, 乔荆, 等. 基层儿童支气管哮喘临床诊治策略. 中国全科医学, 2020, 23（6）: 633-643, 648.

[12] 申昆玲, 邓力, 李云珠, 等. 糖皮质激素雾化吸入疗法在儿科应用的专家共识（2018年修订版）. 临床儿科杂志. 2018, 36（2）: 95-107.

[13] 李芳学, 刘娟. 难治性支气管哮喘药物治疗的研究进展. 医学综述, 2020, 26（8）: 1573-1577.

[14] 颜雪琴，戴元荣. 呼气峰流速简易测定法对呼气峰流速昼夜变异率的估计. 浙江临床医学，2002，4（5）：350.

[15] 中华医学会呼吸病学分会哮喘学组. 咳嗽的诊断与治疗指南（2021）. 中华结核和呼吸杂志，2022，45（1）：13-46.

[16] 贺孝良，李昌崇. 哮喘吸入治疗装置新进展. 实用儿科临床杂志，2007，22（4）：309-311.

[17] 周新. 定量吸入气雾剂临床应用现状与研究进展. 中华结核和呼吸杂志，2013，36（3）：213-215.

慢性阻塞性肺疾病

一、慢阻肺的定义、危险因素及临床表现

慢性阻塞性肺疾病（chronic obstructive pulmonary disease，COPD）简称慢阻肺或慢阻肺病，是一种异质性肺部状况，以呼吸困难、咳嗽、咳痰等慢性呼吸道症状为特征。气道（支气管炎、细支气管炎）和（或）肺泡（肺气肿）异常经常导致持续性气流阻塞，且这种气流阻塞往往呈进展性。

临床表现（图5-1）

慢性咳嗽
（通常为首发症状）

喘息和胸闷
（不同时间存在变化）

气短或呼吸困难
（最重要表现）

咳痰
（可以是间歇性的）

全身症状
（体重下降、食欲减退、外周肌肉萎缩、抑郁等）

图5-1 慢阻肺的临床表现

危险因素

环境因素： **吸烟**、职业粉尘、空气污染、感染和慢性支气管炎、社会经济地位、燃料烟雾。

个人因素： 肺生长发育、性别、年龄、支气管哮喘/气道高反应、遗传因素、低体重指数。

二、慢阻肺的流行病学

"中国肺健康研究"（China Pulmonary Health Study）调查结果显示：≥40岁人群慢阻肺患病率为13.7%。中国慢阻肺患者近1亿人，约占全球慢阻肺患者的1/4。城市患者约4 200万人，乡村患者约5 700万人，乡村患者人数众多。

根据全球疾病负担调查，2017年慢阻肺伤残调整寿命年在我国位居第三（表5-1）。

表5-1　中国导致死亡的前10位疾病

排名	疾病
1	卒中
2	缺血性心脏病
3	**慢阻肺**
4	肺癌
5	交通事故
6	新生儿疾病
7	肝癌
8	糖尿病
9	颈痛
10	抑郁症

"中国肺健康研究"是一项全国性的横断面研究。研究样本为2012年6月至2015年5月来自中国大陆10个省、市及自治区的20岁以上的人群。57 779位成人参与研究，最终53 546位成人完成研究。

三、慢阻肺的诊断流程

对有慢性咳嗽或咳痰、呼吸困难、反复下呼吸道感染史和（或）有慢阻肺危险因素暴露史的患者，临床上应该考虑慢阻肺诊断的可能性。慢阻肺诊断流程见图5-2。

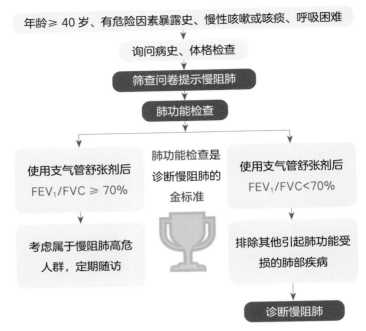

图5-2 慢阻肺的诊断流程

注：FVC为用力肺活量，指最大吸气后，做最大努力、以最快速度呼气的量。
FEV₁为第1秒用力呼气容积，指最大吸气后，在1秒内的快速用力呼气量。

　　筛查问卷提示慢阻肺可能的患者，如果肺功能检查无法实现，在排除其他疾病后，可以进行诊断性治疗。治疗过程中，仍建议患者进一步做肺功能检查。

四、采用问卷调查筛查慢阻肺高危人群（表5-2）

表5-2　中国慢阻肺筛查问卷

问题	选项	评分标准	得分
您的年龄	40～49岁	0	
	50～59岁	3	
	60～69岁	7	
	70岁以上	10	
您的吸烟量（包年）= 每天吸烟___包×吸烟___年	0～14	0	
	15～30	1	
	≥30	2	
您的体重指数（kg/m²）= 体重___公斤/（身高___米）² 如果不会计算，您的体重属于 哪一类：很瘦（7）、一般（4）、 稍胖（1）、很胖（0）	<18.5	7	
	18.5～23.9	4	
	24.0～27.9	1	
	≥28.0	0	
没有感冒时您是否经常咳嗽	是	3	
	否	0	
您平时是否感觉有气促	没有气促	0	
	在平地急行或爬 小坡时感觉气促	2	
	平地正常行走时 感觉气促	3	
您目前使用煤炉或柴草烹饪或 取暖吗	是	1	
	否	0	
您父母、兄弟姐妹及子女中， 是否有人患有支气管哮喘、慢性 支气管炎、肺气肿或慢阻肺	是	2	
	否	0	
总分	—	—	

注：总分≥16分时需要进一步检查明确是否患有慢阻肺。

五、慢阻肺与其他疾病鉴别诊断要点（表5-3）

表5-3 慢阻肺与其他疾病的鉴别诊断

疾病	鉴别诊断要点
慢阻肺	中年发病，症状缓慢进展，多有长期吸烟史或其他烟雾接触史
支气管哮喘	早年发病（通常在儿童期），每日症状变异大，夜间和清晨症状明显，常有过敏史、鼻炎和（或）湿疹，有支气管哮喘家族史，可伴有肥胖
充血性心力衰竭	X线胸片示心脏扩大、肺水肿，肺功能检查提示有限制性通气障碍而非气流受限
支气管扩张症	反复咳大量脓痰或咯血，常伴有细菌感染，粗湿啰音，杵状指。X线胸片或肺部CT示支气管扩张、管壁增厚
肺结核	所有年龄均可发病。X线胸片示肺浸润性病灶或结节状、空洞样改变。微生物检查可确诊，流行地区高发
闭塞性细支气管炎	发病年龄较小，无吸烟史，可有类风湿关节炎病史或急性烟雾暴露史。呼气相CT可见低密度区
弥漫性泛细支气管炎	主要发生在亚洲人群，几乎均有慢性鼻窦炎。X线胸片和肺高分辨率CT示弥漫性小叶中央结节影和过度充气征

注：以上疾病大多具有其典型的临床特征，但并非所有患者都有以上临床表现，例如支气管哮喘也可在成年甚至老年起病。

六、慢阻肺的分期（图5-3）

以呼吸困难和（或）咳嗽、咳痰加重＜14天为特征，可伴有呼吸急促和（或）心动过速，通常与感染、污染或其他肺部损伤引起的局部和全身炎症增加有关

咳嗽、咳痰和气短等症状稳定或轻微，病情基本恢复到急性加重前的状态

急性加重期　　　　　**稳定期**

慢阻肺急性加重（AECOPD）是导致慢阻肺患者死亡的重要因素，是慢阻肺患者产生医疗费用的主要原因。

图5-3　慢阻肺的临床分期及特征

七、慢阻肺稳定期的管理目标

- **减轻症状：** 缓解症状，提高运动耐量，改善健康状况。
- **降低风险：** 预防疾病进展，预防急性加重，降低死亡率。

八、慢阻肺稳定期的症状评估（图5-4和表5-4）

我从不咳嗽	0 1 2 3 4 5	我总是咳嗽
我肺里一点痰都没有	0 1 2 3 4 5	我有很多痰
我一点也没有胸闷的感觉	0 1 2 3 4 5	我有很严重的胸闷感觉
当我在爬坡或上一层楼时，没有喘不过气的感觉	0 1 2 3 4 5	当我爬坡或上一层楼时，会感觉严重喘不上气
我在家里的任何活动都不受慢阻肺的影响	0 1 2 3 4 5	我在家里的任何活动都很受慢阻肺的影响
尽管有肺病，但我仍有信心外出	0 1 2 3 4 5	由于我有肺病，我没有信心外出
我睡得好	0 1 2 3 4 5	因为有肺病，我睡得不好
我精力旺盛	0 1 2 3 4 5	我一点精力都没有

图5-4 慢阻肺患者自我评估测试（CAT）

注：数字0～5表示严重程度，请标记最能反映你当前情况的选项，在方格中打×，每个问题只能标记1个选项。

表5-4 改良版英国医学研究委员会（mMRC）呼吸困难问卷

呼吸困难评价等级	呼吸困难的表现
0级	只有在剧烈活动时才感到呼吸困难
1级	在平地快走或步行爬小坡时出现气短
2级	由于气短，平地行走时比同龄人慢或需要停下来休息
3级	在平地行走100 m左右或数分钟后需要停下来喘气
4级	因严重呼吸困难而不能离开家，或在家穿衣服、脱衣服时出现严重呼吸困难

慢阻肺症状问卷评估

- **CAT问卷（图5-4）：** 若CAT<10，提示症状较少；若CAT≥10，提示症状较多。

- **mMRC问卷（表5-4）：** mMRC分级为0~1级，提示呼吸困难程度轻；mMRC分级≥2级，提示呼吸困难程度重。

九、慢阻肺稳定期的综合评估

慢阻肺病情评估应根据患者的临床症状、肺功能受损程度、急性加重风险以及合并症/并发症等情况进行综合分析。其目的在于确定疾病的严重程度，包括气流受限的严重程度、患者健康状况及未来不良事件的发生风险（如急性加重、住院或者死亡等），以最终指导治疗（表5-5和图5-5）。

表5-5 气流受限严重程度的肺功能分级*

分级	气流受限程度	FEV_1（%，占预计值）
GOLD1	轻度	≥80
GOLD2	中度	$50 \leq FEV_1 < 80$
GOLD3	重度	$30 \leq FEV_1 < 50$
GOLD4	极重度	<30

注：*使用支气管舒张剂后$FEV_1/FVC<70\%$。

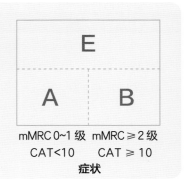

图5-5 症状和急性加重风险分组

注：CAT，慢阻肺患者自我评估测试；mMRC，改良版英国医学研究委员会呼吸困难问卷分级。

- 根据症状水平和过去1年的中/重度急性加重史将患者分为A、B、E 3个组（图5-5）。
- 初治患者根据症状和急性加重风险评估结果选择合适的治疗。

十、慢阻肺稳定期的初始治疗方案（图5-6）

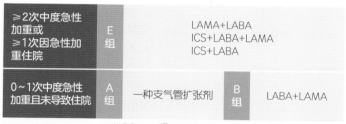

图5-6　稳定期初始治疗方案

注：ICS，吸入性糖皮质激素；LABA，长效β₂受体激动剂；LAMA，长效抗胆碱能药物；EOS，嗜酸性粒细胞；mMRC，改良版英国医学研究委员会呼吸困难问卷分级；CAT，慢阻肺患者自我评估测试。A、B、E分组也可参见图5-5。

- A组：给予一种支气管舒张剂（短效或者长效）治疗，优选长效。
- B组：长效β₂受体激动剂（LABA）+长效抗胆碱能药物（LAMA）被推荐为初始用药选择。
- E组：推荐LABA+LAMA；若EOS≥300 /ul可考虑使用ICS+LABA+LAMA；对于已使用ICS+LABA的患者，如治疗效果好，可继续维持治疗。

十一、慢阻肺稳定期的常用药物（表5-6）

表5-6　国内慢阻肺稳定期常用吸入药物汇总

药物类型	药物名称	吸入剂类型	起效时间（min）	维持时间（h）	雾化制剂	不良反应
短效β₂受体激动剂（SABA）	左旋沙丁胺醇	pMDI	1~3	6~8	√	远少于口服药物。相对常见的不良反应有窦性心动过速、肌肉震颤（通常表现为手颤）、头晕和头痛
	沙丁胺醇	pMDI	1~3	4~6	√	
	特布他林	pMDI	1~3	4~6	√	
长效β₂受体激动剂（LABA）	茚达特罗	DPI	<5	24		
短效抗胆碱能药物（SAMA）	异丙托溴铵	pMDI	5	6~8	√	常见的有口干、咳嗽、局部刺激、吸入相关的支气管痉挛、头痛、头晕
长效抗胆碱能药物（LAMA）	噻托溴铵	DPI，SMI	<30	24		
	格隆溴铵	DPI	<5	24		
LABA+LAMA	福莫特罗+格隆溴铵	pMDI	<5	12		见上述LABA和LAMA不良反应
	茚达特罗+格隆溴铵	DPI	<5	24		
	维兰特罗+乌镁溴铵	DPI	5~15	24		
	奥达特罗+噻托溴铵	SMI	<5	24		
LABA+吸入性糖皮质激素（ICS）	福莫特罗+布地奈德	DPI	1~3	12		ICS常见的不良反应有口腔念珠菌感染，喉部刺激、咳嗽、声嘶，肺炎
	福莫特罗+倍氯米松	pMDI	1~3	12		
	沙美特罗+氟替卡松	pMDI，DPI	15~30	12		
	维兰特罗+糠酸氟替卡松	DPI	16~17	24		

续表

药物类型	药物名称	吸入剂类型	起效时间（min）	维持时间（h）	雾化制剂	不良反应
ICS+LABA+LAMA	布地奈德+富马酸福莫特罗+格隆溴铵	pMDI	<5	12		见上述ICS、LABA和LAMA不良反应
	糠酸氟替卡松+维兰特罗+乌镁溴铵	DPI	6~10	24		
	丙酸倍氯米松+富马酸福莫特罗+格隆溴铵	pMDI	<5	12		

注：DPI，干粉吸入剂；SMI，软雾吸入剂；pMDI，压力定量气雾剂。

- 与口服药物相比，吸入制剂的疗效和安全性更优。因此，应首选吸入治疗。
- 对于白三烯类药物（LTRA，如孟鲁司特、普鲁斯特等），目前指南不推荐将其用于慢阻肺的治疗。
- 茶碱类药物：缓释型或控释型茶碱每日口服1~2次可以达到稳定的血浆药物浓度，对治疗稳定期慢阻肺有一定效果。常见不良反应有恶心、呕吐、腹痛、头痛、胸痛、失眠、兴奋、心动过速、呼吸急促。过量使用可出现心律失常，严重者呼吸、心搏骤停。由于茶碱的有效治疗窗小，必要时需要监测茶碱的血浆药物浓度。
- 慢阻肺吸入装置的个体化选择需要综合考虑患者的健康状态、使用装置的能力、最大吸气流速、手口协调操作能力、可及性、价格等各方面因素。吸入装置参见第77页。

十二、慢阻肺稳定期吸入性糖皮质激素的应用

对于稳定期患者在使用支气管舒张剂的基础上是否加用吸入性糖皮质激素（ICS），要根据症状和临床特征、急性加重风险、外周血嗜酸性粒细胞数值和合并症及并发症等综合考虑（表5-7）。

表5-7 吸入性糖皮质激素（ICS）的使用建议

推荐使用（存在下列任何1项）
1. 有慢阻肺急性加重住院史和（或）中度急性加重 ≥2次/年
2. 外周血嗜酸性粒细胞计数 ≥300 /μl
3. 合并支气管哮喘或具备哮喘特征
赞成使用（存在下列任何1项）
1. 每年有1次中度急性加重
2. 外周血嗜酸性粒细胞计数为100～300 /μl
不推荐使用（存在下列任何1项）
1. 反复发生肺炎
2. 外周血嗜酸性粒细胞计数<100 /μl
3. 合并分枝杆菌感染

注：在使用1种或2种长效支气管舒张剂的基础上考虑联合ICS治疗。
FVC（用力肺活量）：最大吸气后，做最大努力、最快速度的呼气量；FEV_1（第1秒用力呼吸容积）：最大吸气后，在1秒内的快速用力呼气量

十三、慢阻肺稳定期随访药物调整和循环管理

（图5-7和图5-8）

初始治疗 → 注意观察患者对治疗的反应，重点评估呼吸困难和急性加重发生情况是否改善

识别、调整影响疗效的因素，评估患者吸入技术、用药依从性和其他非药物治疗方法（包括肺康复和自我管理教育）

根据情况调整治疗方案
· 维持原治疗方案 / 升级 / 降级 / 更换吸入装置及药物

图5-7 慢阻肺稳定期的循环管理

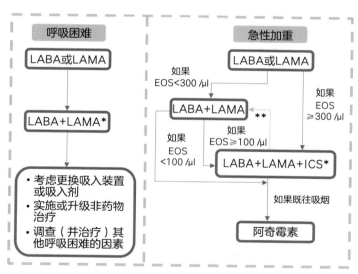

图5-8 慢阻肺稳定期药物治疗的随访及流程

注：ICS，吸入性糖皮质激素；LABA，长效β₂受体激动剂；LAMA，长效抗胆碱能药物；EOS，嗜酸性粒细胞。

*单一吸入剂治疗可能比多种吸入剂治疗更方便、有效。如基层医疗机构三联药物不可及，可给予开放三联治疗。

**如果发生肺炎或其他严重不良反应，考虑降低ICS级别。在血液EOS≥300 /μl时，降级更可能与病情恶化有关。

十四、慢阻肺稳定期的非药物治疗（图5-9）

患者教育	呼吸康复
• 戒烟宣教 • 长期规律使用药物的重要性 • 吸入药物和吸入装置的正确使用 • 缓解呼吸困难的技巧 • 了解需到医院就诊的时机	• 对于有呼吸困难症状的患者，应作为常规推荐。规律的运动训练是呼吸康复的核心内容 • 运动训练处方包括运动方式、频率、持续时间、运动强度和注意事项 • 运动方式：有氧训练（快走、慢跑、游泳、打球等）、阻抗训练（器械训练和徒手训练）、平衡柔韧性训练（太极拳、八段锦、瑜伽等）、呼吸肌训练（主要包括缩唇呼吸、腹式呼吸及呼吸肌耐力训练等）

氧疗	家庭无创通气
• 慢性呼吸衰竭的患者进行长期氧疗，一般经鼻导管吸入，流量1.0~2.0 L/min，>15 h/d • 长期氧疗指征：①氧分压≤55 mmHg，或氧饱和度≤88%，伴或不伴有3周发生2次高碳酸血症的情况。②氧分压为55~60 mmHg，患者出现肺动脉高压、外周水肿（有充血性心力衰竭迹象）或红细胞增多症（红细胞压积>55%） • 长期氧疗的目标：使患者在海平面水平，静息状态下，达到氧分压≥60 mmHg和（或）使氧饱和度达到90%，以维持重要器官的功能，保证周围组织的氧气供应 • 开始长期氧疗后，在60~90 d的期间内，应对患者的疗效进行重新评估，以判断氧疗是否有效以及是否需要继续治疗	家庭无创正压通气（hNPPV）适用于： • 存在严重二氧化碳潴留（$PaCO_2$≥52 mmHg，pH>7.30）的重度或极重度慢阻肺患者； • 尤其适用于合并阻塞性睡眠呼吸暂停的患者

支气管镜介入治疗和外科手术	姑息治疗及终末期管理	疫苗
	• 疾病终末期状态是指预计生存期少于6个月的患者 • 包括症状控制、疾病终末期临终前关怀和临床关怀	流感疫苗，肺炎球菌疫苗，新冠疫苗，带状疱疹疫苗

图5-9　慢阻肺稳定期的非药物治疗

十五、慢阻肺急性加重的定义、诊断评估和鉴别诊断（表5-8）

慢阻肺急性加重（AECOPD）指14天内以呼吸困难和（或）咳嗽及咳痰增加为特征的事件，可伴有呼吸急促和（或）心动过速，通常与感染、污染或其他气道损伤因素引起的局部和全身炎症增加有关。

诊断评估

- 急性加重事件可能会危及生命，需要进行充分的评估和治疗。
- 对慢阻肺本身与伴随疾病的症状进行全面临床评估，如肺炎、心力衰竭和肺栓塞等。
- 记录急性发作时的相应症状和体征。
- 评估急性加重严重程度，如检测降钙素原（PCT）、C反应蛋白（CRP）和进行动脉血气分析。
- 确定急性加重的原因（病毒感染、细菌感染、空气污染、其他因素）。

表5-8　临床怀疑为慢阻肺急性加重时的鉴别诊断

急性疾病	相应检查手段
肺炎	X线胸片和（或）胸部CT、C反应蛋白和（或）降钙素原
气胸	X线胸片或超声
胸腔积液	X线胸片或超声
肺栓塞	D-二聚体和（或）下肢静脉彩超、CT肺动脉造影
心源性肺水肿	心电图和超声心动图、脑钠肽（BNP）
心肌梗死和（或）心律失常（心房颤动/心房扑动）	心电图、肌钙蛋白

十六、慢阻肺急性加重的分级和治疗原则

慢阻肺急性加重的严重程度根据所需要的治疗药物和治疗场所，分为轻度、中度和重度。轻度仅需短效β_2受体激动剂（SABA）或短效抗胆碱能药物（SAMA）治疗，中度需SABA或SAMA以及抗生素和（或）口服糖皮质激素（OCS）治疗，重度需要住院或急诊、重症监护病房（ICU）治疗。具体见表5-9。

表5-9　慢阻肺急性加重的治疗原则

治疗场所	治疗原则
门诊	• 在维持治疗的基础上，根据病情适当增加短效支气管舒张剂（SABA/SAMA）的剂量和频次，检查吸入技术，必要时考虑使用储雾罐或雾化治疗；病情趋向稳定者，可加用长效支气管舒张剂 • 有抗菌治疗指征者，在评估病原体后应用抗菌药物 • 治疗后2~3 d评估病情。若改善明显，总疗程5~7 d后病情趋于稳定者，可考虑转换为稳定期治疗方案；若继续恶化，需考虑住院治疗
符合以下任意1条，考虑住院治疗： • 出现严重的症状，如突发或加重的静息呼吸困难、呼吸频率增快、氧合下降、意识改变、嗜睡 • 出现急性呼吸衰竭 • 新出现体征或原有体征加重，如发绀、外周水肿 • 初始治疗失败 • 存在严重并发症，如心力衰竭、新发心律失常等 • 重度慢阻肺 • 频繁急性加重史 • 高龄 • 家庭或社区支持不足	• 观察症状和体征，连续监测氧饱和度，间歇进行动脉血气分析，给予控制性氧疗 • 增加短效支气管舒张剂的剂量和（或）次数，联合使用SABA和SAMA，出院前转换为长效支气管舒张剂维持治疗 • 雾化吸入或口服糖皮质激素 • 有抗菌治疗指征者，在评估病原体、采样后应用抗菌药物 • 有指征者，建议使用无创通气 • 动态监测液体、电解质和酸碱平衡 • 预防深静脉栓塞症 • 评估和处理合并症（如心力衰竭、心律失常、肺栓塞等）
符合以下任意1条，考虑入ICU治疗： • 严重呼吸困难且对初始治疗反应不佳 • 意识障碍（如昏迷等） • 经氧疗和无创机械通气治疗后低氧血症（$PaO_2 < 40$ mmHg）仍持续或进行性恶化，和（或）有严重/进行性加重的呼吸性酸中毒（$pH < 7.25$） • 需要有创机械通气 • 血流动力学不稳定，需要使用血管活性药物	• 密切监护生命体征，需要氧疗或机械通气支持 • 应用储雾罐或雾化吸入短效β₂受体激动剂联合异丙托溴铵，增加使用频率 • 口服或静脉应用糖皮质激素，考虑联合雾化吸入 • 评估病原体并采样后，针对性应用抗菌治疗 • 根据指征进行机械通气呼吸支持，首选无创通气；无创通气失败或有紧急气管插管指征时，使用有创机械通气 • 动态监测液体、电解质和酸碱平衡 • 预防深静脉栓塞症 • 评估和处理合并症（如心力衰竭、心律失常、肺栓塞等）

注：SABA，短效β₂受体激动剂；SAMA，短效抗胆碱能药物；ICU，重症监护病房。

十七、慢阻肺急性加重的药物治疗（图5-10）

支气管舒张剂	• 一线基础治疗，推荐优先选择单用SABA或联合SAMA吸入治疗 • 住院患者首选雾化吸入给药，门诊家庭治疗可采用经储雾罐吸入定量气雾剂的方法或家庭雾化治疗 • 茶碱类药物不推荐作为一线的支气管舒张剂，但在β₂受体激动剂、抗胆碱能药物治疗12~24 h后病情改善不佳时，可考虑联合应用
抗感染治疗	• 抗菌治疗临床指征：①同时具备呼吸困难加重、痰量增加和脓性痰3个主要症状；②具备脓性痰和另一个主要症状；③需要有创或无创机械通气治疗 • 抗菌治疗的药物选择：常见致病菌包括流感嗜血杆菌、卡他莫拉菌、肺炎链球菌、PA和肠杆菌科细菌，相对少见的病原体包括肺炎衣原体、肺炎支原体、军团菌、金黄色葡萄球菌。经验性抗菌治疗应覆盖常见的致病原 • 抗菌疗程为5~7 d；有严重感染、合并肺炎、有支气管扩张症等，适当延长抗菌治疗疗程至10~14 d。
糖皮质激素治疗	• 中重度患者：全身使用糖皮质激素，推荐剂量为甲泼尼龙40 mg/d，治疗5 d；静脉应用与口服疗效相当 • 雾化吸入ICS不良反应较小，推荐在非危重患者中应用；建议在应用短效支气管舒张剂雾化治疗的基础上联合ICS治疗
其他治疗	• 并发症、合并症的预防和对症治疗

图5-10　慢阻肺急性加重的药物治疗

注：SABA，短效β₂受体激动剂；SAMA，短效抗胆碱能药物；ICS，吸入性糖皮质激素；PA，铜绿假单胞菌。

十八、慢阻肺急性加重的出院标准和预防措施（表5-10）

出院标准

可参考的指标包括：

• 急性加重的诱发因素得到有效控制。

• 急性加重相关的病情明显改善，临床稳定12~24 h。

- 临床评估适合家庭医疗，吸入短效β$_2$受体激动剂应少于每4 h 1次。
- 治疗方案转变为长期维持治疗方案。

表5-10　减少慢阻肺急性加重发生频率和住院次数的预防措施

预防措施	治疗方法
支气管舒张剂	LABA LAMA LABA+LAMA
包含ICS的复合制剂	ICS+LABA ICS+LABA+LAMA
抗氧化剂和黏液溶解剂	N-乙酰半胱氨酸 羧甲司坦 厄多司坦
抗感染制剂	大环内酯类药物
疫苗	流感疫苗、肺炎球菌疫苗
其他	戒烟 补充维生素D 肺减容术 肺康复

注：ICS，吸入性糖皮质激素；LABA，长效β$_2$受体激动剂；LAMA，长效抗胆碱能药物。

十九、慢阻肺常见合并症及治疗注意事项

合并症的治疗应遵循各种疾病的治疗指南，治疗原则与未合并慢阻肺时基本相同，同时需重视表5-11中所列注意事项。

二十、慢阻肺患者的随访与评估

一旦确诊慢阻肺，即纳入慢阻肺患者分级管理，定期对患者进行随访与评估。

随访频次

- 初始治疗后4周复查1次，病情稳定后3个月复查1次。

表5-11　慢阻肺常见合并症及治疗注意事项

常见合并症		治疗注意事项
心血管疾病	缺血性心脏病	治疗心绞痛或心肌梗死应用选择性β₁受体阻滞剂
	心力衰竭	选择性β₁受体阻滞剂用于有明确的心血管适应证的慢阻肺患者
	心房颤动	使用SABA和茶碱时仍需谨慎，因为可能诱发心房颤动，不利于控制心室率。如应用β受体阻滞剂，应优先应用选择性β₁受体阻滞剂
	高血压	可选用选择性β₁受体阻滞剂，不会改变LABA疗效或增加心血管疾病风险
骨质疏松		尽量避免在慢阻肺急性加重时反复使用全身激素治疗
焦虑和抑郁		肺康复可以改善患者焦虑和抑郁
肺癌		由于慢阻肺患者的肺功能明显降低，肺癌的外科手术常受到一定限制
代谢综合征和糖尿病		合并代谢综合征和糖尿病可能影响慢阻肺的预后
胃食管反流病（GRED）		慢阻肺合并 GERD 的最佳治疗方法仍有待明确
支气管扩张		对于慢阻肺的治疗，有些患者可能需要更积极、疗程更长的抗生素治疗。对于存在细菌定植或反复下呼吸道感染的患者，需要关注吸入性糖皮质激素治疗与肺炎的关系，权衡利弊来决定是否应用
阻塞性睡眠呼吸暂停（OSA）		建议给予无创正压通气治疗

检查内容

- 吸烟状况（一有机会就提供戒烟疗法）。
- 了解患者的症状（mMRC或CAT问卷）以及合并症情况。
- 肺功能（FEV_1占预计值的百分比）是否下降：AECOPD后6个月复查1次，稳定期12个月复查1次。
- 吸入剂使用方法：高达90%的患者存在吸入技术不正确的问题，在采用定量定压式气雾器时尤其常见。
- 患者了解自身疾病以及进行自我管理的能力。
- 急性加重的频率：每年2次及以上为频繁加重，考虑转诊呼吸专科治疗。

慢阻肺的转归和预后因人而异。通过合理治疗与管理，大部分患者可以控制症状，避免急性发作，延缓肺功能的下降。而不规范治疗或依从性差会导致反复出现急性加重，病情逐渐恶化，气流阻塞进行性加重，最后并发肺源性心脏病、呼吸衰竭等，预后较差。

二十一、慢阻肺分级诊疗管理（图5-11）

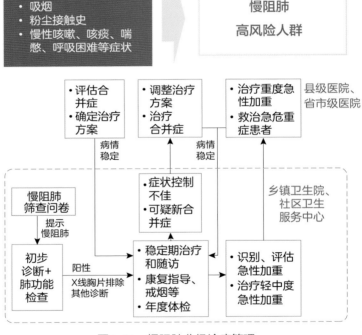

图5-11　慢阻肺分级诊疗管理

下级医院转至上级医院治疗

- 没有诊断和治疗慢阻肺的必备条件。
- 慢阻肺患者症状控制不满意或可疑新合并症。
- 随访期间发现有急性加重，初步治疗效果不佳。
- 重度急性加重、急危重症患者。

上级医院转回下级医院治疗

- 慢阻肺在上级医院确诊，制定了治疗方案，且治疗后病情稳定。
- 慢阻肺/合并症病情稳定。
- 慢阻肺急性加重治疗后病情稳定，并调整了长期治疗方案。

附录5-1 肺功能检查

肺功能检查前须让患者安静休息15分钟，并准确测量患者的身高和体重。检测前要对患者进行吸、呼气指导。检测时患者可坐可站，坐时要挺胸坐直。肺功能检查的适应证和禁忌证见附表5-1。

附表5-1 肺功能检查的适应证和禁忌证

适应证	绝对禁忌证	相对禁忌证
• 诊断支气管哮喘、慢性阻塞性肺疾病等气流受限性疾病 • 鉴别慢性咳嗽的原因 • 评价肺功能损害的性质、类型和严重程度 • 评估胸、腹部手术的术前危险度 • 评估胸部手术后肺功能的变化 • 评估心肺疾病康复治疗的效果 • 公共卫生流行病学调查 • 运动、高原、航天及潜水等医学研究 • 鉴定职业性肺疾病患者劳动力 • 监测药物及其他干预的反应 • 监测疾病进展及判断预后	• 近3个月患心肌梗死、脑卒中、休克 • 近4周出现严重心功能不全、严重心律失常、不稳定性心绞痛 • 近4周出现大咯血 • 癫痫发作，需要药物治疗 • 未控制的高血压病（收缩压>200 mmHg，舒张压>100 mmHg） • 主动脉瘤 • 严重甲状腺功能亢进 • 近期行眼、耳、颅脑手术	• 心率>120次/分 • 气胸、巨大肺大疱且不准备手术治疗者 • 孕妇 • 鼓膜穿孔（需先堵塞患侧耳道后检查） • 压力性尿失禁 • 痴呆、智障或意识障碍 • 近4周有呼吸道感染 • 免疫力低下、易受感染者 • 其他，如呼吸道传染性疾病（结核病、流感等）

附录5-2 慢阻肺稳定期案例分享

慢阻肺病SOAP病例

基本信息

机构：×××社区卫生服务中心

建档号：×××××××××××××××××（17位）

姓名：张×× 性别：男 出生日期：1963-04-22

主观资料（S）

主诉：反复咳嗽、咳痰17年。

现病史：患者17年前受凉后出现咳嗽、咳痰，在附近卫生站就诊，考虑支气管炎，给予抗感染、止咳化痰药物治疗，症状改善。以后咳嗽、咳痰反复发作，每逢季节交替或受凉后加重，严重时伴有呼吸困难，诊治不详。10年前到×××医院体检，行肺功能检查，诊断慢性阻塞性肺疾病，间断给予噻托溴铵吸入治疗，患者病情平稳。1年前受凉后发生咳嗽、咳痰加重，伴呼吸困难2次，到×××医院门诊就诊，予以抗生素抗感染及特布他林雾化吸入治疗后病情缓解。自发病以来，无潮热、盗汗、乏力，无胸痛、咯血，无反酸、烧心，无夜间阵发性呼吸困难，无双下肢水肿，无夜间睡眠打鼾，睡眠良好，食欲尚可，体重无明显变化。近半年出现在平地行走100米左右或数分钟后需要停下来喘气，爬坡或上一层楼时有气喘。

既往史：否认高血压、糖尿病、冠心病、脑卒中病史，否认过敏性鼻炎、湿疹及支气管哮喘病史。否认食物、药物过敏史。未接种流感、带状疱疹及肺炎疫苗。

个人史：吸烟史20支/日×20年。不饮酒。否认工业毒物、粉尘物质接触史。平日饮食均衡，家庭经济可，家庭关系和睦。

家族史：否认慢性阻塞性肺疾病、支气管哮喘及肺癌家族史。

客观资料（O）

身高174 cm，体重67 kg，BMI 22.13 kg/m^2，腰围79 cm。

体温36 ℃，脉搏72次/分，呼吸20次/分，血压132/80 mmHg，血氧饱和度98%。

神志清，精神可，口唇无发绀，球结膜无苍白、水肿，颈静脉无怒张。心界不大，心率72次/分，心律齐，P2 < A2，各瓣膜听诊区未闻及病理性杂音。胸廓呈桶状，双肺叩诊过清音，双肺呼吸音低，未闻及干湿啰音。无杵状指，双下肢无水肿。

血常规：WBC 6.01×10^9/L，NE 53.7%，EOS 210/μl，PLT 180×10^9/L，Hb 134 g/L，CRP 0.98 mg/L。

肝肾功能无异常。空腹GLU 5.0 mmol/L。TC 4.43 mmol/L，TG 0.85 mmol/L，HDL-C 1.52 mmol/L，LDL-C 2.4 mmol/L。

心电图：窦性心律，电轴不偏。

胸部CT：肋间隙增宽，双肺纹理增多、紊乱。

肺功能检查：吸入支气管舒张剂（沙丁胺醇）后FEV_1/FVC 59%，FEV_1%占预计值60%。

评估（A）

慢阻肺症状评估：mMRC 3级，CAT评分12分。

急性加重风险评估：1年前有2次中度急性加重。

诊断：慢性阻塞性肺疾病，稳定期，GOLD 2级E组。

鉴别诊断：

1. 支气管哮喘：患者成年发病，无过敏性鼻炎、湿疹病史，无支气管哮喘家族史，依据不足，不考虑。

2. 肺癌：老年男性，有吸烟史，有咳嗽、咳痰症状需警惕。胸部CT未见占位，予除外。

3. 肺结核：患者间断咳嗽、咳痰，但无潮热、盗汗等感染中毒症状，胸部CT未见感染灶，目前无依据。

4. 支气管扩张症：患者长期咳嗽、咳痰，但无咯血和反复脓痰，胸部CT未见支气管扩张、管壁增厚，不考虑。

5. 反流性食管炎：患者长期咳嗽，需考虑此病可能，但无反酸、烧心症状，此病可能性不大。必要时可完善胃镜、24 h pH监测进一步明确。

目前存在的健康问题：长期吸烟。

处置计划（P）

非药物治疗

1. 戒烟。

2. 建议接种流感、肺炎及带状疱疹疫苗。

3. 规律运动，保持良好的情绪。

4. 呼吸功能锻炼，缩唇呼吸及腹式呼吸锻炼，进行肺康复。

5. 定期随诊：定期复查肺功能、胸部CT，定期做mMRC和CAT评分，以便调整用药方案。

药物治疗

布地奈德福莫特罗320μg/9μg，吸入，每日2次+噻托溴铵18μg，吸入，每日1次；或布地奈德富马酸福莫特罗格隆溴铵320μg/9.6μg/14.4μg，吸入，每日2次。

附：医生建议

1. 定期参加健康教育讲座，了解慢阻肺的危险因素及常见症状，学会正确使用吸入装置，进行呼吸肌训练（如腹式呼吸及缩唇呼吸），掌握慢阻肺急性加重的自我管理及赴医院就诊的时机。

2. 关注药物不良反应，有问题随时咨询医生或药师。

3. 如出现咳嗽、气促等症状加重或咳黄痰情况，及时就诊。

4. 鼓励患者签约家庭医生服务。

注：BMI，体重指数；CAT，慢阻肺患者自我评估测试；CRP，C反应蛋白；EOS，嗜酸性粒细胞；FEV_1，第1秒用力呼气容积；FVC，用力肺活量；GLU，血糖；Hb，血红蛋白；HDL-C，高密度脂蛋白胆固醇；LDL-C，低密度脂蛋白胆固醇；mMRC，改良版英国医学研究委员会呼吸困难问卷；NE，中性粒细胞；PLT，血小板；TC，总胆固醇；TG，甘油三酯；T-SOPT.TB，结核菌素试验；WBC，白细胞。

参考文献

[1] Wang C, Xu J, Yang L, et al. Prevalence and risk factors of chronic obstructive pulmonary disease in China (the China Pulmonary Health [CPH] study): a national cross-sectional study. Lancet, 391 (10131): 1706-1717.

[2] Zhou M, Wang H, Zeng X, et al. Mortality, morbidity, and risk factors in China and its provinces, 1990—2017: a systematic analysis for the Global Burden of Disease Study 2017. Lancet, 394 (10204):

1145-1158.

[3] 中华医学会呼吸病学分会慢性阻塞性肺疾病学组，中国医师协会呼吸医师分会慢性阻塞性肺疾病工作委员会. 慢性阻塞性肺疾病诊治指南（2021年修订版）. 中华结核和呼吸杂志，2021，44（3）：170-205.

[4] Alvar A, Claus V, Alberto P, et. al. Global Strategy for the Diagnosis, Management, and Prevention of Chronic, Obstructive, Pulmonary Disease (2023 Report). https://goldcopd.org/2023-gold-report-2.

[5] 中华医学会，中华医学会杂志社，中华医学会全科医学分会，等. 慢性阻塞性肺疾病基层诊疗指南（2018年）. 中华全科医师杂志，2018，17（11）：856-870.

[6] 慢性阻塞性肺疾病急性加重诊治专家组. 慢性阻塞性肺疾病急性加重诊治中国专家共识（2023年修订版）. 国际呼吸杂志，2023，43（2）：132-149.

[7] 国家卫生健康委，国家中医药管理局. 县域慢性阻塞性肺疾病分级诊疗技术方案. 2022. http://www.nhc.gov.cn/yzygj/s3594q/202202/1589c240232843e3a6ea230d7ba74c84.shtml

[8] 留永健，韩江娜. 临床常用肺功能检查项目及合理选择. 中华临床免疫和变态反应杂志，2014，8（1）：3-9.

[9] 中华医学会，中华医学会杂志社，中华医学会全科医学分会，等. 常规肺功能检查基层指南（2018年）. 中华全科医师杂志，2019，18（6）：511-518.

[10] Zhou M, Wang H, Zeng X, et al. Mortality, morbidity, and risk factors in China and its provinces, 1990-2017: a systematic analysis for the Global Burden of Disease Study 2017. Lancet, 2019, 94(10204): 1145-1158.

诊疗流程图

糖尿病诊疗流程图

问诊（主诉、现病史、既往史、家族史）

↓

体格检查（血压、心率、BMI、视力、周围血管、神经系统等）

↓

辅助检查：空腹和餐后2 h（或OGTT 2 h）血糖、HbA1c、胰岛素、C肽、肝肾功能、血尿常规、UACR、心电图、眼底和神经病变等

↓

诊断糖尿病（个体化制定控制目标）

↓

无合并症或高危因素	合并CKD、心力衰竭、ASCVD或高危因素
• 生活方式干预+二甲双胍 • HbA1c不达标者，二甲双胍基础上二联治疗 • 二联治疗HbA1c不达标者，启动包括胰岛素在内的三联治疗	• 合并ASCVD或心血管高危因素的患者无论HbA1c是否达标，如无禁忌证，直接给予生活方式干预+二甲双胍+SGLT2i和GLP-1RA • 合并心力衰竭或CKD的患者，如无禁忌证，直接给予二甲双胍+SGLT2i • 合并CKD的患者如不能耐受SGLT2i，可选用GLP-1RA

↓

并发症管理

↓

急性并发症	慢性并发症
低血糖： • 血糖<3.9 mmol/L就属于低血糖 • 口服/静脉补充葡萄糖 • 15分钟监测1次血糖；低血糖未纠正者，建议及时转诊 糖尿病酮症酸中毒： • 患者出现头痛、恶心、呼吸深快等临床表现，且血糖升高、尿酮体阳性或低碳酸氢盐可能提示DKA，需要考虑转诊 • 诊断DKA的患者，应当立即考虑转诊，转诊过程中可适当补液	• 心血管疾病：心血管疾病风险增加2~4倍，约50%的糖尿病患者死于心血管病 • 糖尿病肾病（DKD）是终末期肾病的主要原因。T2DM患者在确诊时以及诊断后至少每年应进行UACR和eGFR（或肌酐）评估。DKD患者优选得获益的降糖药，如SGLT2i • 糖尿病确诊时及以后，至少每年应评估心血管疾病的危险因素。评估的内容包括心血管病史、年龄、吸烟、高血压、血脂紊乱等；还应评估眼底，并筛查糖尿病周围神经病变、糖尿病足

↓

长期管理
• 定期了解患者的生活方式、用药情况、有无并发症表现，必要时调整治疗方案
• 空腹/餐后血糖：建议所有糖尿病患者均根据降糖方案的特点进行血糖监测
• HbA1c：治疗之初每3个月检测1次；一旦达到治疗目标，可每6个月检查1次
• 高血压、血脂异常等合并情况：血脂每年检测1次，血压每月检测1次
• 肾病变：尿常规、血肌酐（计算eGFR），有条件者UACR，每年至少1次

注：高危因素有高血压、吸烟、年龄≥40岁、家族性高胆固醇血症或基线LDL-C≥4.9 mmol/L、HDL-C<1.0 mmol/L。
HbA1c，糖化血红蛋白；ASCVD，动脉粥样硬化性心血管疾病（包括急性冠脉综合征、稳定性冠心病、血运重建术后、缺血性脑卒中、短暂性脑缺血发作、外周动脉粥样硬化疾病等事件）；BMI，体重指数；eGFR，估算的肾小球滤过率；CKD，慢性肾病；LDL-C，低密度脂蛋白胆固醇；HDL-C，高密度脂蛋白胆固醇；SGLT2i，钠-葡萄糖共转运蛋白2抑制剂；GLP-1RA，胰高血糖素样肽-1受体激动剂；DKA，糖尿病酮症酸中毒；T2DM，2型糖尿病；UACR，尿白蛋白/肌酐比值。

高血压诊疗流程图

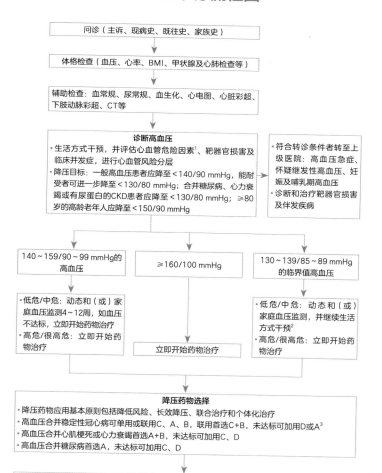

问诊（主诉、现病史、既往史、家族史）

↓

体格检查（血压、心率、BMI、甲状腺及心肺检查等）

↓

辅助检查：血常规、尿常规、血生化、心电图、心脏彩超、下肢动脉彩超、CT等

↓

诊断高血压
- 生活方式干预，并评估心血管危险因素[1]、靶器官损害及临床并发症，进行心血管风险分层
- 降压目标：一般高血压患者应降至<140/90 mmHg，能耐受者可进一步降至<130/80 mmHg；合并糖尿病、心力衰竭或有尿蛋白的CKD患者应降至<130/80 mmHg；≥80岁的高龄老年人应降至<150/90 mmHg

- 符合转诊条件者转至上级医院：高血压急症、怀疑继发性高血压、妊娠及哺乳期高血压
- 诊断和治疗靶器官损害及伴发疾病

↓

140～159/90～99 mmHg的高血压	≥160/100 mmHg	130～139/85～89 mmHg的临界值高血压
• 低危/中危：动态和（或）家庭血压监测4～12周，如血压不达标，立即开始药物治疗 • 高危/很高危：立即开始药物治疗	立即开始药物治疗	• 低危/中危：动态和（或）家庭血压监测，并继续生活方式干预[2] • 高危/很高危：立即开始药物治疗

↓

降压药物选择
- 降压药物应用基本原则包括降低风险、长效降压、联合治疗和个体化治疗
- 高血压合并稳定性冠心病可单用或联用C、A、B，联用首选C+B，未达标可加用D或A[3]
- 高血压合并心肌梗死或心力衰竭首选A+B，未达标可加用C、D
- 高血压合并糖尿病首选A，未达标可加用C、D

↓

长期管理
- 若患者血压水平仅属正常高值或高血压1级，危险分层属低危或仅服1种药物治疗，可安排每1～3个月随诊1次
- 新发现的高危及较复杂病例随诊的间隔应较短，高危患者血压未达标或临床有症状者，可考虑每2～4周随诊1次
- 血压达标且稳定者，每月随访1次或者延长随访时间
- 对使用了至少3种降压药、血压仍未达标的患者，应考虑将其转至高血压专科诊治

注：[1]心血管危险因素：（1）年龄≥45/55岁（男性/女性），（2）吸烟，（3）血脂异常，（4）体重指数≥28 kg/m²，（5）早发缺血性心血管疾病家族史。
[2]生活方式干预：减少钠盐摄入，增加钾盐摄入；合理膳食，控制体重；戒烟，限酒；增加运动；保持心理平衡。
[3]A为血管紧张素转化酶抑制剂/血管紧张素Ⅱ受体阻滞剂/血管紧张素受体-脑啡肽酶抑制剂，B为β受体阻滞剂，C为二氢吡啶类钙通道阻滞剂，D为噻嗪类利尿剂。
CKD，慢性肾病；BMI，体重指数。

血脂异常诊疗流程图

血脂筛查发现血脂异常
重点人群：①有 ASCVD 病史者；②有多个 ASCVD 危险因素（如高血压、糖尿病、肥胖、吸烟）者；③有早发 ASCVD 家族史者（指男性一级亲属 <55 岁或女性一级亲属 <65 岁患 ASCVD）或家族性高脂血症患者；④皮肤或肌腱黄色瘤及跟腱增厚者

病史、查体及必要的辅助检查，评估危险因素（血压、血糖、吸烟、体重、心脑血管疾病家族史等）、靶器官损害及伴发疾病（心脏、脑、肾、外周血管、视网膜等）

- ASCVD危险分层：低危、中危、高危、极高危、超高危
- 基于ASCVD危险分层，确定控制目标

低危
具有以下 ≤1个危险因素
- 高血压
- 吸烟
- 年龄（男性≥45岁，女性≥55岁）
- HDL-C<1.0 mmol/L

中、高危
- LDL-C≥4.9 mmol/L 或TC≥7.2 mmol/L
- 糖尿病患者≥40 岁
- CKD3～4期
- 高血压+以下≥1个危险因素：
  - ✓吸烟
  - ✓年龄（男性≥45岁，女性≥55岁）
  - ✓HDL-C<1.0 mmol/L

极高危
急性冠脉综合征、稳定性冠心病、血运重建术后、缺血性脑卒中、短暂性脑缺血发作、外周动脉粥样硬化疾病等不符合超高危标准的其他 ASCVD患者

超高危
发生过 ≥2次 严重 ASCVD事件或发生过1次 严重ASCVD 事件，且合并≥2个高危因素

控制目标
LDL-C<3.4 mmol/L

控制目标
LDL-C<2.6 mmol/L

控制目标
LDL-C<1.8 mmol/L且较基线降低幅度 >50%

控制目标
LDL-C<1.4 mmol/L且较基线降低幅度 >50%

降脂治疗策略
- 生活方式干预是降脂治疗的基础*
- 中等强度他汀类药物作为降脂达标的起始治疗，若未达标可联用胆固醇吸收抑制剂、PCSK9抑制剂、贝特类等药物治疗

降脂治疗后常规检测

饮食控制等非药物治疗者
- 检测时间：初始治疗后3～6个月，达标后6～12个月，长期达标后12个月
- 监测指标：血脂水平

首次服用降脂药物者
- 检测时间：服药后4～6周内，达标且无不良反应时3～6个月
- 监测指标：血脂、血糖、肝酶和肌酸激酶

药物治疗1～3个月后未达标者
- 检测时间：调整剂量或联用不同机制的降脂药物，4～6周内
- 监测指标：血脂、血糖、肝酶和肌酸激酶

注：*生活方式干预包括合理膳食、适度增加身体活动、控制体重、戒烟和限制饮酒等。
ASCVD，动脉粥样硬化性心血管疾病；CKD，慢性肾病；LDL-C，低密度脂蛋白胆固醇；HDL-C，高密度脂蛋白胆固醇；TC，总胆固醇。

支气管哮喘诊疗流程图

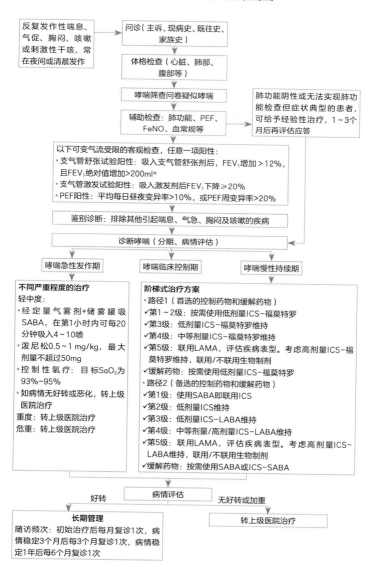

注：*FEV₁（第1秒用力呼气容积）：最大吸气后，在1秒内的快速用力呼气量。
FeNO，呼出气一氧化氮；PEF，呼气流量峰值；ICS，吸入糖皮质激素；LABA，长效β₂受体激动剂；
LAMA，长效抗胆碱能药物；SABA，短效β₂受体激动剂；SaO₂，动脉血氧饱和度。

慢性阻塞性肺疾病诊疗流程图

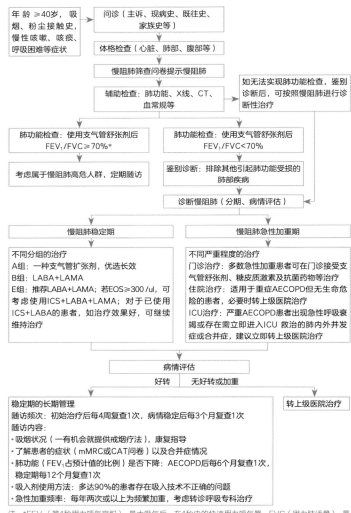

年龄 ≥40岁，吸烟、粉尘接触史，慢性咳嗽、咳痰、呼吸困难等症状

问诊（主诉、现病史、既往史、家族史等）

体格检查（心脏、肺部、腹部等）

慢阻肺筛查问卷提示慢阻肺

辅助检查：肺功能、X线、CT、血常规等

如无法实现肺功能检查，鉴别诊断后，可按照慢阻肺进行诊断性治疗

肺功能检查：使用支气管舒张剂后 FEV₁/FVC≥70%*

考虑属于慢阻肺高危人群，定期随访

肺功能检查：使用支气管舒张剂后 FEV₁/FVC<70%

鉴别诊断：排除其他引起肺功能受损的肺部疾病

诊断慢阻肺（分期、病情评估）

慢阻肺稳定期

不同分组的治疗
A组：一种支气管扩张剂，优选长效
B组：LABA+LAMA
E组：推荐LABA+LAMA；若EOS≥300/ul，可考虑使用ICS+LABA+LAMA；对于已使用ICS+LABA的患者，如治疗效果好，可继续维持治疗

慢阻肺急性加重期

不同严重程度的治疗
门诊治疗：多数急性加重患者可在门诊接受支气管舒张剂、糖皮质激素及抗菌药物等治疗
住院治疗：适用于重症AECOPD但无生命危险的患者，必要时转上级医院治疗
ICU治疗：严重AECOPD患者出现急性呼吸衰竭或存在需立即进入ICU救治的肺内外并发症或合并症，建议立即转上级医院治疗

病情评估

好转　　无好转或加重

稳定期的长期管理
随访频次：初始治疗后每每4周复查1次，病情稳定后每3个月复查1次
随访内容：
• 吸烟状况（一有机会就提供戒烟疗法）、康复指导
• 了解患者的症状（mMRC或CAT问卷）以及合并症情况
• 肺功能（FEV₁占预计值的比例）是否下降：AECOPD后每6个月复查1次，稳定期每12个月复查1次
• 吸入剂使用方法：多达90%的患者存在吸入技术不正确的问题
• 急性加重频率：每年两次或以上为频繁加重，考虑转诊呼吸专科治疗

转上级医院治疗

注：*FEV₁（第1秒用力呼气容积）：最大吸气后，在1秒内的快速用力呼气量。FVC（用力肺活量）：最大吸气后，做最大努力、以最快速度呼气的量。
PEF，呼气流量峰值；ICS，吸入性糖皮质激素；LABA，长效β₂受体激动剂；LAMA，长效抗胆碱能药物；AECOPD，慢性阻塞性肺疾病急性加重。